轻松学习系列丛书

轻松学习药理学
Pharmacology Made Easy

主　编　谭焕然

主　审　杨宝学

编　者　（按姓氏笔画顺序排序）

毛一卿　北京大学医学部

李　慧　北京大学医学部

李卫东　北京大学医学部

李学军　北京大学医学部

杨宝学　北京大学医学部

张永鹤　北京大学医学部

周　虹　北京大学医学部

铁　璐　北京大学医学部

章国良　北京大学医学部

雷天落　北京大学医学部

谭焕然　北京大学医学部

潘　燕　北京大学医学部

北京大学医学出版社

QINGSONG XUEXI YAOLIXUE

图书在版编目（CIP）数据

轻松学习药理学/谭焕然主编. —北京：
北京大学医学出版社，2015.9
　ISBN 978-7-5659-1126-2

　Ⅰ. ①轻…　Ⅱ. ①谭…　Ⅲ. ①药理学—高等学校—教材
　Ⅳ. ①R96

中国版本图书馆 CIP 数据核字（2015）第 113192 号

轻松学习药理学

主　　编：谭焕然
出版发行：北京大学医学出版社
地　　址：（100191）北京市海淀区学院路 38 号　北京大学医学部院内
电　　话：发行部 010-82802230；图书邮购 010-82802495
网　　址：http://www.pumpress.com.cn
E - mail：booksale@bjmu.edu.cn
印　　刷：北京瑞达方舟印务有限公司
经　　销：新华书店
责任编辑：高　瑾　武翔靓　　责任校对：金彤文　　责任印制：李　啸
开　　本：787mm×1092mm　1/16　　印张：14.75　　字数：371 千字
版　　次：2015 版 9 月第 1 版　2015 年 9 月第 1 次印刷
书　　号：ISBN 978-7-5659-1126-2
定　　价：32.00 元

出 版 说 明

如何把枯燥的医学知识变得轻松易学？

如何把厚厚的课本变得条理清晰、轻松易记？

如何抓住重点，轻松应试？

"轻松学习系列丛书（第1版）"自2009年出版以来，获得了良好的市场反响。为进一步使其与新版教材相契合，我们启动了第2版的改版工作。"轻松学习系列丛书（第2版）"与卫生部第8版规划教材和教育部"十二五"规划教材配套，并在前一版已有科目基础上进一步扩增了《轻松学习局部解剖学》《轻松学习药理学》《轻松学习医学细胞生物学》《轻松学习医学微生物学》《轻松学习医学遗传学》《轻松学习内科学》和《轻松学习诊断学》分册。形式上仍然沿用轻松课堂、轻松链接、轻松记忆、轻松应试等版块，把枯燥的医学知识以轻松学习的方式表现出来。

"轻松课堂"以教师的教案和多媒体课件为依据，把教材重点归纳总结为笔记形式，并配以生动的图片。节省了上课做笔记的时间，使学生可以更加专心地听讲。

"轻松记忆"是教师根据多年授课经验归纳的记忆口诀，可以帮助学生记忆知识的重点、难点。

"轻松应试"包括名词解释、选择题和问答题等考试题型，可以让学生自我检测对教材内容的掌握程度。

本套丛书编写者均为北京大学医学部及其他医学院校的资深骨干教师，他们有着丰富的教学经验。丛书的内容简明扼要、框架清晰，可以帮助医学生轻松掌握医学的精髓和重点内容，并在考试中取得好成绩。

前　言

　　酝酿撰写这部《轻松学习药理学》经过了很长的时间，现在终于要和读者见面了。当初撰写这部书的初衷是想帮助学习药理学的读者把枯燥的药理学学习过程变得轻松一点，使得药理学的知识易学易记；后来发现，要想做到这一点，实在是太不容易了。其实本来学习任何知识都没有捷径可寻，也就没有轻松之说。笔者只能希望经过全体编者的努力，把药理学专业知识的学习变成一种条理清晰、重点突出的学习体验。

　　在这部《轻松学习药理学》成稿之时，有许多人需要感谢。

　　首先，感谢为撰写这部书耗费心血的各位编者：当初决定撰写这部书的时候，如果没有大家的支持，就没有这部书的面世，就不可能完成这个任务。

　　其次，感谢在编写过程中付出了很多时间和精力的雷天落和李慧老师：没有她们两位的鼎力相助，没有她们替我分担大量的事务性工作，也就不可能完成这个任务。

　　再有，感谢出版社的编辑高瑾和武翔靓老师：没有她们的仔细阅读、修改稿件，以及她们的辛勤工作，仍然不可能完成这个任务。

　　最后，要感谢在撰写出版这部书的过程中，支持我、并付出大量时间和精力的所有人，是你们的辛苦工作换来了今天这部书的出版！再次感谢大家！

谭焕然 于北京

2015 年 6 月 25 日

目　录

第一章 药理学总论——绪言

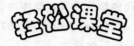

一、药理学的性质与任务

1. 药理学的定义和任务

（1）药理学：研究药物与人体相互作用的规律和原理的学科，是一门为临床合理用药、防治疾病提供基本理论的医学基础学科。

（2）药物（drug）：一般是指用来防治及诊断的疾病的物质。一般来说，凡是能够影响人体器官的生理功能及细胞代谢活动的化学物质都属于药物的范畴。其中包括保健药和避孕药。

2. 药理学的研究内容：

药物效应动力学（pharmacodynamics），药效学：研究在药物影响下，人体与细胞功能如何发生变化，即药物对人体的作用和作用原理。

药物代谢动力学（pharmacokinetics），药代学：研究药物本身在体内的过程，即人体如何对药物进行处理，即药物在人体的影响下自身所发生的变化及其规律。

药物代谢和药物的作用

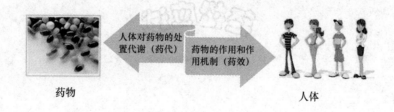

药物   人体

3. 药理学的地位

桥梁科学，作为一门基础医学，药理学是以生理学、生物化学、病理学等学科为基础，为指导临床合理用药提供理论基础的桥梁学科，是连接基础医学与临床医学的桥梁。药理学注重药物与人体之间的相互作用，而明显区别于主要研究药物本身的药学学科，如药剂学、生药学、药物化学、制药学等。

4. 药理学的学科任务

阐明药物的作用机制，改善药物的质量，提高药物的疗效；开发新药，发现药物的新用途，为探索细胞的生理、生化及病理过程提供实验资料。从这方面讲，药理学是一门实验型的学科。

二、药物与药理学的发展史

中药发展历史 $\begin{cases} 民间中药材的使用; \\ 《神农本草经》收载药物 365 种; \\ 《本草纲目》全书 52 卷 190 万字,收载药物 1892 种。\end{cases}$

化学药物研究
发展的历史 $\begin{cases} 19 世纪初实验药理学的发展,整体动物水平研究的建立; \\ 19 世纪 20 年代器官药理学研究方法的建立; \\ 1878 年"受体学说"的建立; \\ 20 世纪有机化学的研究,分离提取技术的进步,化合物结构改造技术; \\ 20 世纪 30 年代至 50 年代化学合成技术的发展,新药发展的黄金时代,在 \\ \quad 这一时期产生了现在临床上使用的大多数药物; \\ 基因工程技术的发展,促使药理学新的分支的产生,如分子药理学、遗传 \\ \quad 药理学、生化药理学、免疫药理学等。\end{cases}$

三、新药开发与研究

概念:新药是指化学结构、药品组分或药理作用机制不同于现有药品的药物。

新药研发的过程是非常严格和复杂的过程,药理学的研究是其中不可缺失的一个重要的部分。

新药研发的过程:

$\begin{cases} 临床前研究 \begin{cases} 药物化学:药物制备工艺路线、理化性质、质量控制标准。 \\ 药理毒理学:药效学、药动学、毒理学。 \end{cases} \\ 临床研究:三期临床研究。 \\ 上市后药物检测:不良反应监测等。 \end{cases}$

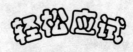

名词解释

1. 药物
2. 药理学
3. 药物效应动力学
4. 药物代谢动力学

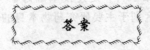

名词解释

(略)

(谭焕然)

第二章　药物代谢动力学

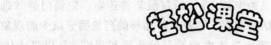

药物代谢动力学（药动学）：
　　是研究药物的体内处置过程，以及体内药物浓度随时间变化的规律的科学，前者包括药物的转运（吸收、分布、排泄）和转化（代谢）过程（ADME），后者包括药物在体内转运和转化的动力学（速率）规律，并以数学公式和图表示出来。

第一节　药物的转运

药物的转运方式

被动转运（简单扩散）：药物依赖于细胞膜两侧的浓度差，通过细胞膜的脂质或孔道，从高浓度的一侧向低浓度一侧呈扩散性转运。

特点
1. 转运速率与膜两侧浓度差成正比，当两侧浓度达到平衡时，转运停止（下山转运）；
2. 不消耗细胞能量；
3. 不需要载体参与，药物之间无竞争性抑制现象和饱和性；
4. 小分子、脂溶性强、极性小、非解离型药物容易透膜转运。

主动转运（载体调节转运）：

特点
1. 能逆浓度差、逆电位差而转运（上山转运）；
2. 需要消耗细胞代谢能量（由 ATP 供能）；
3. 需有细胞膜上特异性载体；
4. 药物之间具有竞争抑制现象；
5. 具有饱和性。

体液 pH 值对被动扩散的影响
1. 弱酸性药物在 pH 值低的环境中解离度小，非解离型多，容易从 pH 值低的体液向 pH 值高的体液转运。如弱酸性药物在酸性胃液中及酸化的尿液中容易被吸收和再吸收。
2. 弱酸性药物则在 pH 值较高的环境中解离度大，再吸收少，排泄快，因此在碱性肠液中不易被吸收，在碱化的尿液中不易被重吸收。如弱酸性药物巴比妥类中毒时，碱化尿液可加速这些药物的排出。

第二节　药物的体内过程

一、吸收

指药物从用药部位向血液循环转运的过程。

影响药物吸收的因素

1. 药物的理化性质：分子量小，脂溶性高，极性小及非解离型药物易被吸收；强酸，强碱和极性大的药物不易被吸收。
2. 给药途径：吸入＞舌下＞直肠＞肌内注射＞皮下注射＞口服＞皮肤。
3. 药物的制剂：液体剂型（注射剂和溶液剂）＞固体剂型（片剂、胶囊剂）＞外用剂型（软膏剂、霜剂、滴眼剂等）。
4. 首关效应（首过效应或第一关卡效应）　指口服某些药物，先经门静脉进入肝，在进入体循环前被代谢灭活或结合储存，使进入体循环的药量明显减少的现象。
5. 生物利用度（F）　指药物吸收进入血液循环的速度和程度。F 以进入体循环的药量（A）占用药剂量（D）的百分数来表示：

$$F = \frac{A}{D} \times 100\%$$

生物利用度高，说明药物吸收良好，反之，则药物吸收差。

二、分布

指药物从血液循环向各组织脏器、细胞间液和细胞内转运的过程。

影响药物分布的因素

1. 血浆蛋白结合：药物在血循环中以结合型和游离型（活性型）两种形式存在。治疗剂量的药物与血浆蛋白结合的百分率称为药物的血浆蛋白结合率。

   结合型药物的特点：

   结合型药物暂时失去药理活性；

   结合型的药物分子变大，不易透过毛细血管壁、血脑屏障及肾小球，减少了代谢、排泄，使作用时间延长；

   结合是疏松和可逆的，当游离型药物浓度下降时，结合型药物即可释放药物成为游离型，恢复其原有的药理活性；

   结合具有饱和性；

   结合的特异性低，多种药物同时服用时，药物间可发生竞争性置换。

2. 药物的理化性质和体液 pH 值

   脂溶性、极性小、非解离型易分布，水溶性、极性大分子或解离型难以分布；

   弱酸性药物在细胞外解离多，不易进入细胞内，弱碱性易进入细胞内；

3. 药物与组织的亲和力：如碘对甲状腺

4. 体内屏障

   血脑屏障：血液与脑细胞、血液与脑脊液、脑脊液与脑细胞之间三种隔膜的总称；

   血眼屏障：血浆与房水、晶状体和玻璃体之间的屏障结构；

   胎盘屏障：由绒毛血管壁、绒毛间质、基底膜和绒毛上皮组成的屏障结构。

5. 局部器官血流量

三、代谢

指药物在体内发生化学结构和药理活性的变化，又称为生物转化。

药物代谢的方式和影响因素

1. **药物代谢部位** 肝是主要的代谢器官，人体其他组织也具有不同程度的代谢能力。
2. **药物代谢酶** 肝微粒体混合功能氧化酶系统，其中主要为细胞色素 P450 酶（CYP450，肝药酶）。
3. **药物代谢结果**

生物活性变化：药物在肝药酶（Ⅰ相代谢酶）的催化下：
（1）大部分药物转化成无活性药物；
（2）转化为有药理活性药物；
（3）保持原有药理活性，且毒性小于原药；
（4）生成具有毒性的代谢物。
极性和水溶性变化：药物或代谢物在结合酶（Ⅱ相代谢酶）的催化下，与硫酸、葡萄糖醛酸、醋酸或甘氨酸等结合，使其极性增大，水溶性增高，利于其排出体外。

4. **药酶诱导与药酶抑制** 能增强药酶活性，加速自身或其他药物代谢的药物称为药酶诱导剂，反之，称为药酶抑制剂。

四、排泄

指药物及其代谢物被排出体外的过程。

药物排泄的方式和影响因素

1. **肾排泄**
（1）肾小球滤过：多数游离型药物及其代谢物均可经肾小球滤过。
（2）肾小管重吸收：脂溶性高、极性小、非解离型的药物易在肾小管重吸收而使其排泄减慢。
（3）尿液 pH 值：可影响药物的解离度，进而影响其排泄速度：
弱酸性药物在酸性尿中非解离型多，脂溶性高，重吸收多，排泄慢→故酸化尿液可增加血药浓度；
弱酸性药物在碱性尿中重吸收少而排泄快→故碱化尿液可加速排泄，降低血药浓度。
（4）肾小管分泌：为主动转运，药物间具有竞争性抑制和饱和性。
2. **胆道排泄**
肝肠循环：指自胆汁排入十二指肠的结合型药物，在小肠内水解，并重新吸收进入全身血循环的过程；可使药物作用时间延长。
3. **乳腺排泄**
4. **其他途径**：唾液、汗液、泪液，肺（某些挥发性药物如吸入性麻醉剂）

第三节 药物代谢动力学基本概念及参数

一、时量曲线

药物在体内吸收、分布和消除过程中，血药浓度随时间的推移而发生变化，将变化以浓度（或对数浓度）为纵坐标，以时间为横坐标作图，即为时量曲线。
曲线升段：反映药物吸收与分布的快慢；
曲线降段：反应药物消除的快慢。

二、药物消除动力学

药代动力学基本概念

1. 一级消除动力学　又称为线性动力学，单位时间内消除药物的百分率不变（恒比消除），大多数临床应用药物在治疗剂量范围内按一级消除动力学规律消除。

特点

药物消除速率：与血浆中药物浓度成正比，血药浓度越高，单位时间内消除药量越多，血药浓度降低，药物消除速率按比例下降；

药物消除半衰期：为恒定值，不因血药浓度的高低而变化；

时量曲线：纵坐标（时间）若用普通坐标纸则表现为曲线，用对数坐标纸表示时间则为直线；

半衰期与稳态浓度（Css）：若定时、定量给药或恒速静脉滴注，经 4～5 个半衰期，血浆药物浓度可达到稳态；

半衰期与药物消除：一次用药或连续用药停药后，经 5 个半衰期，体内药物消除约 97％，可认为基本消除。

2. 零级消除动力学　又称为非线性动力学或饱和动力学。指体内药物浓度变化速率与药物浓度无关（恒速转运）。

特点

血浆中的药物按恒定的速度进行消除，每单位时间内消除的药量相等，消除速度与血浆药物浓度高低无关。

血浆半衰期不是恒定数值，药物浓度越高半衰期越长；时量曲线用普通坐标纸则表现为直线。

三、房室模型

1. 一房室开放模型

特点

药物进入人体后迅速分布到人体各部位，并达到动力平衡，同时进行药物消除，使血药浓度下降，其下降的速率始终一致。

时量曲线：表现为一直线，可将人体视为单一的、开放的房室。

2. 二房室开放模型

特点

药物在体内不同器官的转运速率不同，血流丰富的脑、心、肝、肾等器官迅速与血液中药物达到平衡，被认为是中央室。血流少，药物不易进入的脂肪、皮肤及静止状态的肌肉组织，不能立即与血液中的药物达到平衡，被认为是周边室；也可认为是药物在体内迅速分布，而消除速率较缓慢的结果。

时量曲线：可分解成分布相和消除相。

四、药代动力学主要参数

1. 峰浓度（C_{max}） 给药后最高血药浓度。

2. 峰时间（T_{max}） 达到峰浓度的时间。

3. 时量曲线下面积（AUC） 表示体内总药量，其单位为 μg (ng)/(ml·h)，通常用梯形法计算；计算公式：$AUC = (C_n - C_{n+1})(t_{n+1} - t_n)/2$

4. 消除速率常数（k） 表示体内消除药物的快慢，用单位时间内体内药物被消除的百分率表示。该值对一种药物在同一个体来说是不变的。

5. 半衰期（$t_{1/2}$） 指血药浓度下降一半所需的时间，反映药物消除的速度。

   (1) 按一级动力学消除药物的 $t_{1/2}$ 计算公式：

   $$t_{1/2} = 0.693/k$$

   根据上式，按一级动力学消除的药物，$t_{1/2}$ 为一个常数，不受给药量和药物血浓度的影响。k 为药物消除速率常数。

   (2) 按零级动力学消除药物的 $t_{1/2}$ 计算公式：

   $$t_{1/2} = 0.5 C_0/k$$

   根据上式，按零级动力学消除的药物，半衰期 $t_{1/2}$ 长短和血浆初始浓度有关，增加药物剂量，血药浓度显著上升，消除时间也明显延长。

6. 生物利用度（F） 指药物吸收进入血液循环的速度和相对数量。计算公式：

   $$F（\%） = AUC_{po}/AUC_{iv} \times 100\%$$

   （po 为口服，iv 为静脉注射）

7. 表观分布容积（V_d） 是体内药物按血浆药物浓度分布时应该占有的体液容积，以 L 或 L/kg 为单位。计算公式：

   $$V_d = A（mg）/C（mg/L）$$

   （其中 A 为体内药物总量，C 为血药浓度）

8. 清除率（CL） 指单位时间内有多少分布容积中的药物被清除，其单位为 ml/min，计算公式：$CL = V_d \cdot k$

9. 多次给药的时量曲线和稳态血药浓度（C_{ss}）：

   属于一级消除动力学的药物在静脉滴注或以半衰期相近似的间隔时间多次给药时，一般经过 5 个半衰期，在给药速度和药物消除速度两者达到平衡后，血药浓度则稳定在一定水平的状态，称为稳态血药浓度。

   (1) 按一级消除动力学规律，经约 5 个半衰期达到稳态浓度，此时给药速率和消除速率达到平衡；

   (2) 若分次按 1 个半衰期间隔静脉注射、肌内注射或口服给药，血药浓度有波动，出现峰值（C_{max}）和谷值（C_{min}），经约 5 个半衰期也可达到稳态浓度；

   (3) 如果单位时间内用药总量不变，缩短给药间隔时间，可减少血药浓度的波动；如延长给药时间，则血药浓度波动加大；

   (4) 增加给药剂量只能提高血药浓度，不能缩短达到稳态浓度的时间；

   (5) 为了使血药浓度迅速达到稳态浓度，可采用首次剂量加倍的方法。

   药代动力学参数可说明药物在体内吸收、分布和消除的动力学规律。其中：

   反映药物吸收的参数：K、T_{max}、C_{max}、AUC、F

   反映药物分布的参数：V_d

   反映药物消除的参数：K、CL、$t_{1/2}$

<h1 style="text-align:center">轻松应试</h1>

一、选择题

【A 型题】

1. 药物与血浆蛋白结合后，可发生
   A. 药物作用增强
   B. 暂时失去药理活性
   C. 药物代谢加快
   D. 药物排泄加快
   E. 药物转运加快

2. 下述有关半衰期（$t_{1/2}$）的叙述哪一项是正确的
   A. 一般是指血浆药物浓度下降一半的时间
   B. 一般是指血浆药物浓度下降一半的量
   C. 按零级动力学规律消除的药物 $t_{1/2}$ 是一个常数
   D. 可反映药物在体内吸收速度的快慢
   E. 可作为评价口服药物生物利用度的指标

3. 药物的生物利用度是指
   A. 药物经胃肠道进入肝门循环的量
   B. 药物通过胃肠道进入体内的相对量和速度
   C. 药物经首关效应后进入体循环的速度
   D. 药物吸收进入血液循环的相对量和速度
   E. 药物经肝肠循环被重吸收的量和速度

4. 如何能使按零级动力学消除的药物血药浓度迅速达到稳态浓度
   A. 每隔一个半衰期给一次剂量
   B. 每隔半个半衰期给一次剂量
   C. 首剂量加倍
   D. 每隔两个半衰期给一次剂量
   E. 增加给药次数

5. 下述有关药物在体内消除的叙述哪一项是正确的
   A. 药物可在肾小球滤过环节发生竞争性拮抗

B. 弱碱性药物在酸性尿液中排泄增多
C. 药物代谢酶经诱导后可使药物在体内蓄积
D. 有肝肠循环的药物作用持久
E. 极性小、脂溶性药物易排泄

【B 型题】

   A. 主要为细胞色素 P450 酶
   B. 口服给药后
   C. 药物体内处置过程中血药浓度随时间的变化
   D. 主要参与药物的结合反应
   E. 药物在体内不同组织器官转运速率的差异

1. 肝微粒体混合功能药物氧化代谢酶系统
2. 时量曲线下面积反映
3. 药物的首关消除可能发生于
4. 二房室开放模型反映
5. 葡萄糖醛酸转移酶系统

【X 型题】

1. 与药物在体内消除相关的药动学参数是
   A. CL
   B. k
   C. F
   D. $t_{1/2}$
   E. AUC

2. 药物代谢动力学过程包括
   A. 经小肠黏膜吸收
   B. 经肺呼出
   C. 经肝生物转化
   D. 与血浆蛋白结合
   E. 原形经肾小管排出

二、问答题

1. 详述药物的体内处置过程（ADME）及其影响因素。
2. 比较一级消除动力学与零级消除动力学的特点。

答案

一、选择题

A 型题：

1. B　　2. A　　3. D　　4. C　　5. D

B 型题：

1. A　　2. C　　3. B　　4. E　　4. D

X 型题：

1. ABDE　2. ABCDE

二、问答题

（略）

（章国良）

第三章 药物效应动力学

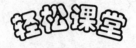

第一节 药物的基本作用

一、药物的作用与药理效应

1. 药物作用（drug action） 药物与人体细胞或分子间的初始作用。

2. 药理效应（pharmacological effect） 药物与人体作用的结果，是药物引起人体反应的表现，使人体原有生理功能的改变。

药理效应 $\begin{cases}$ 兴奋（excitation，stimulation）、亢进（augmentation）：原有功能水平的提高。\\ 抑制（inhibition）、麻痹（paralysis）：原有功能水平的降低。$\end{cases}$

3. 药物的选择性（selectivity） 人体不同器官、组织对药物的敏感性表现明显的差异，对某一器官、组织作用特别强，而对其他组织的作用很弱，甚至对相邻的细胞也不产生影响，这种现象称为药物作用的选择性。多数药物在合适剂量时只对少数器官或组织发生明显作用，而对其他器官或组织作用较小或不发生作用。选择性高是由于药物与组织的亲和力大，且组织细胞对药物的反应性高，使用时针对性强，药理活性也较高。

4. 药物作用的特异性（specificity） 药物作用于特定的靶点或受体。

二、治疗效果

1. 治疗效果（therapeutic effect） 简称疗效，是指药物作用的结果有利于改变患者的生理、生化功能或病变过程，使患病的人体恢复正常。

2. 对因治疗（etiological treatment） 用药的目的在于消除原发致病因子，彻底治愈疾病。

3. 对症治疗（symptomatic treatment） 用药目的在于改善症状，不能根除病因。

三、不良反应

凡不符合用药目的，并为患者带来痛苦或不适的反应统称为不良反应（adverse reaction）。多数不良反应是药物固有的效应，是可以预知的，但不一定可以避免。少数药物引起的严重的不良反应则较难恢复，称为药源性疾病（drug-induced disease）。通常药物的不良反应包括：

1. 副作用（side effect） 指药物在治疗剂量时出现与治疗目的无关的作用。

2. 毒性反应（toxic reaction） 指药物在剂量过大或蓄积过多时发生的危害性反应，较严重。但可以预知，是应避免发生的不良反应。

3. 后遗效应（residual effect） 指停药后血药浓度已降低到阈浓度以下时残存的药理效应。

4. 停药反应（withdrawal reaction） 指突然停药后原有疾病的加重。

5. 变态反应（allergic reaction，hypersensitive reaction） 又称为过敏反应，是与药理作用无

关的、不可预知的一种不良反应。

6. 继发反应（secondary reaction）　是继发于药物治疗作用而产生的一种不良后果。

7. 特异质反应（idiosyncrasy reaction）　少数特异体质患者对某些药物反应特别敏感，反应性质也可能与常人不同，但与药物固有药理作用基本一致，反应严重程度与剂量成比例，拮抗药救治可能有效。

第二节　药物的剂量与效应关系

基本概念

1. 量效关系　指药理效应与剂量在一定范围内成比例，即药物的剂量与效应关系（dose-effect relationship），简称量效关系。以药物的效应强度为纵坐标、药物的剂量或药物浓度为横坐标作图，则得到量效曲线（dose-effect curve）。

2. 量反应（graded response）　药物的药理效应强度呈连续增减的变化，并可以用具体数量或最大反应的百分率表示。

3. 最小有效量或最低有效浓度（minimal effective dose or minimal effective concentration）　即能刚刚引起效应的最小药量或最低药物浓度，又称为阈剂量或阈浓度（threshold dose or threshold concentration）。

4. 最大效应（maximal effect，E_{max}）　随着剂量或浓度的增加，效应也增加，当效应增加到一定程度后，继续增加药物浓度或剂量而其效应不再继续增加，这就是最大效应，也称为效能（efficacy）。

5. 半最大效应浓度（concentration for 50% of maximal effect，EC_{50}）　是指能引起50%效应的浓度。

6. 效价强度（potency）　指能够引起等效反应（一般采用50%效应量）的相对浓度或剂量，该值越小表示强度越大。

7. 质反应（quantal response，all-or-none response）　药物的药理效应不是随着药物的剂量或浓度的增减呈连续的变化，而表现为反应性质的变化。质反应以阳性或阴性、全或无的方式表现，如死亡与生存。质反应的研究对象是一个群体。

8. 半数有效量（median effective dose，ED_{50}）　能引起50%实验动物出现阳性反应的药物剂量。如果效应为死亡，则称为半数致死量（median lethal dose，LD_{50}）。

9. 治疗指数（therapeutic index，TI）　通常将药物的半数致死量和半数有效量的比值称为治疗指数。

第三节　药物与受体

一、受体的概念

受体的概念于1878年首次提出，1909年"受体"一词首次提出。

受体的定义：药物与其进行可逆性和非可逆性地结合，才能发挥作用。

二、受体的特性

受体的基本特点：具有识别特异性药物或配体的能力。

药物—受体复合物可以引起生物效应，类似锁与钥匙的特异性关系。因此，可认为受体是细胞在进化过程中形成的细胞蛋白质组分，能识别周围环境中的某种微量化学物质，首先与之结合，并通过中介的信息转导与放大系统，触发后续的生理效应或药理效应。能与受体结合的物质称之为配体（ligand）。

受体的特性

1. 灵敏性（sensitivity） 受体只需与很低浓度的配体结合就能产生显著的效应。

2. 特异性（specificity） 引起某一类型受体兴奋反应的配体的化学结构非常相似，但不同光学异构体的反应可以完全不同。同一类型的激动药与同一类型的受体结合时产生的效应非常相似。

3. 饱和性（saturability） 受体的数目是一定的，因此配体与受体结合的剂量反应曲线具有饱和性，作用于同一受体的配体之间存在竞争现象。

4. 可逆性（reversibility） 配体与受体的结合是可逆的，配体与受体复合物可以解离，解离后可以得到原来的配体而不是配体的代谢产物。

5. 多样性（multiple-variation） 同一受体可分布到不同的细胞而产生不同的效应，受体多样性是受体亚型分类的基础，受体受生理、病理及药理因素调节，处于动态变化中。

三、受体与药物的相互作用

1. 经典的受体学说——占领学说 该学说认为，受体只有与药物结合才能激活并产生效应，而效应的强度与被占领的受体数目成正比，当受体全部被占领时出现最大效应。

2. 受体药物反应动力学：

$$D + R \underset{k_2}{\overset{k_1}{\rightleftharpoons}} DR \rightarrow E$$

D：药物；R：受体；DR：药物—受体复合物，E 效应

$$K_D = \frac{k_2}{k_1} = \frac{[D][R]}{[DR]}$$

K_D 是解离常数

设受体总数为 R_T，R_T 为游离受体（R）与结合受体（DR）的总和。$R_T = R + DR$
代入公式得：

$$K_D = \frac{[D]([R_T] - [DR])}{[DR]}$$

经过推导：

$$\frac{[DR]}{[R_T]} = \frac{[D]}{K_D + [D]}$$

根据占领学说的观点，受体只有与药物结合才能被激活并产生效应，且效应的强度与被占领受体的数目成正比，全部受体被占领时出现最大效应。

$$\frac{E}{E_{max}} = \frac{[DR]}{[R_T]} = \frac{[D]}{K_D + [D]}$$

当 $[D] \gg K_D$ 时，$\frac{[DR]}{[R_T]} = 100\%$，达最大效应，即 $[DR]_{max} = [R_T]$。

当 $\frac{[DR]}{[R_T]} = 50\%$，即 50% 受体与药物结合，即 $K_D = [D]$

K_D 表示药物与受体的亲和力（affinity），单位为摩尔。其意义表述的是引起最大效应一半时（50% 受体被占领）所需药物的剂量。K_D 越大，药物与受体的亲和力越小，即两者成反比。如改用亲和力指数（pD_2）来表示，则 $pD_2 = -\log K_D$，pD_2 的数值与亲和力成正比。

当两种药亲和力相等时，其效应强度取决于内在活性强弱；当内在活性相等时，则取决于亲

和力大小。

药物与受体结合产生效应（efficacy）不仅要有亲和力，而且还要有内在活性（intrinsic activity），后者用 α 表示，通常 $0 < α < 100\%$。故上述公式应加入这一参数：

$$\frac{E}{E_{max}} = α\frac{[DR]}{[R_T]}$$

四、作用于受体的药物分类

根据药物与受体结合后所产生效应的不同，习惯上将作用于受体的药物分为激动药和拮抗药。

激动药（agonist）：为既有亲和力又有内在活性的药物，它们能与受体结合并激动受体而产生效应。依其内在活性大小又可分为完全激动药（full agonist）（$α = 1$）和部分激动药（partial agonist）（$α < 1$）。前者与受体结合具有较强的激动效应；后者仅产生较弱的激动效应，与激动药并用还可拮抗激动药的部分效应，如吗啡为完全激动药，而喷他佐辛则为部分激动药。

拮抗药（antagonist）：能与受体结合，具有较强亲和力而无内在活性（$α = 0$）的药物。它们本身不产生作用，但可拮抗激动药的效应，如纳洛酮和普萘洛尔均属于拮抗药。少数拮抗药以拮抗作用为主，同时尚有较弱的内在活性（$0 < α < 1$），故有较弱的激动受体作用，如 β 受体拮抗药氧烯洛尔。

竞争性拮抗药（competitive antagonist）：与激动药并用时，能与激动药互相竞争着与受体结合，降低亲和力，而不降低内在活性的药物。可使激动药的量效曲线平行右移，但最大效能不变，故竞争性拮抗作用是可逆的，且增加激动药的剂量，仍可使药理效应保持在原来单用时的水平。

> **轻松记忆**
>
> 　　激动药作用＞部分激动药，部分激动药起拮抗药的作用。
>
> 　　激动药作用＜部分激动药，部分激动药起激动药的作用。

竞争性拮抗药的作用强度可用拮抗参数（pA_2）表示，其含义为：当激动药与拮抗药并用时，拮抗药使加倍（×2）浓度的激动药仅引起原浓度激动药的反应水平，此时，该拮抗药的摩尔浓度的负对数值为 PA_2。PA_2 越大，拮抗作用越强。PA_2 还可用于判断激动药的性质，如两种激动药被同一拮抗药拮抗，且两者 PA_2 相近，则说明此两种激动药是作用于同一受体。

非竞争性拮抗药（noncompetitive antagonist）：一类非竞争性拮抗药与受体结合非常牢固，分解很慢或不可逆，使配体与结合的受体数量减少。与激动药并用时，可使亲和力与内在活性均降低，即不仅使激动药的量效曲线右移，还降低其最大效能。另一类非竞争性拮抗药可阻滞受体后的某一中介反应环节，使受体—效应功能容量减少。当两种药亲和力相等时，其效应强度取决于内在活性强弱，当内在活性相等时，则取决于亲和力大小。

五、受体类型

按受体分子结构和功能不同，可分为以下几类：

1. G 蛋白偶联受体　肾上腺素、多巴胺、5-羟色胺、乙酰胆碱（M）、阿片类、嘌呤类、前列腺素及一些多肽激素等受体。

2. 门控离子通道型的受体　又称为离子通道型受体，它们存在于快速反应细胞的膜上。受体激动时离子通道开放使细胞膜去极化或超极化，引起兴奋或抑制效应。

3. 酪氨酸激酶受体　此类细胞膜上的受体由三部分组成，细胞外有一段与配体结合区，中段穿透细胞膜，胞内区段有酪氨酸激酶活性。胞内区段能促其本身酪氨酸残基的自我磷酸化而增强此酶活性，再对细胞内其他底物作用，促进其酪氨酸磷酸化，激活胞内蛋白激酶，增加 DNA 及 RNA 合成，加速蛋白合成，从而产生细胞生长分化等效应。胰岛素、胰岛素样生长因子、上皮生长因子、血小板生长因子及某些淋巴因子（lymphokines）的受体均属此类受体。

4. 细胞内受体　甾体激素和甲状腺素受体均存在于细胞内，与相应甾体结合后分出一个磷酸化蛋白，激素受体复合物进入细胞核内与 DNA 结合区段结合，促进其转录及以后的某种活性蛋白增生。

5. 其他酶类受体　鸟苷酸环化酶也是一类具有酶活性的受体，主要有两类，一类为膜结合酶，另外一类则存在于细胞质中。

六、细胞内信号传导

受体在识别相应配体或药物并与之结合后，通过细胞内第二信使（second messenger）将获得的信息增强、分化、整合并传递给效应器，才能产生其特定的生理功能或药理效应。主要有：

环磷腺苷（cAMP）
环磷鸟苷（cGMP）
肌醇磷脂（phosphatidylinositol）
钙离子

七、受体的调节

受体数量不是固定的，处于动态平衡状态，其数量、亲和力及效应力经常受到各种生理及药理因素的影响。

受体的调节是维持人体内环境稳定的一个重要因素，其调节方式有脱敏和增敏两种类型。受体脱敏（receptor desensitization）是指在长期使用一种激动药后，组织或细胞对激动药的敏感性和反应性下降的现象，如长期使用 β 受体激动药沙丁胺醇其支气管扩张作用减弱。受体增敏（receptor hypersensitization）与受体脱敏相反的一种现象，可因受体激动药水平降低或长期应用拮抗药而造成。如长期应用 β 受体拮抗药普萘洛尔时，突然停药可致"反跳"现象，这是由于 β 受体的敏感性比正常增高所致。若受体脱敏和增敏只涉及受体密度的变化，则分别称之为向下调节（down-regulation）和向上调节（up-regulation）。

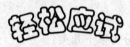

一、名词解释

1. 受体

2. 竞争性拮抗药

3. 部分激动药

4. 亲和力

5. pA$_2$

6. pD_2

二、问答题

1. 完全激动药与部分激动药的主要区别是什么？

2. 如何从量效关系曲线的形式，判断一种药物与另一种药物是竞争性拮抗还是非竞争性拮抗的关系？

3. 受体分为哪几类？各自有什么特点？

4. 什么是药物的治疗作用？

5. 药物的不良反应包括哪些？副作用和毒性反应的最重要的区别是什么？

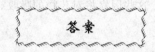

一、名词解释

（略）

二、问答题

（略）

（谭焕然）

第四章 影响药物效应的因素

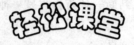

概述：药物在人体内产生的药理作用与效应是药物和人体相互作用的结果，药物的效应受到体内和药物本身多种因素的影响。这些因素将对药物的吸收、分布、代谢和消除产生影响，从而影响到药物的治疗作用。

第一节 药物因素

一、药物制剂和给药途径

1. 药物的剂型：
- 口服药剂：片剂、胶囊、口服液；
- 注射剂：水剂、乳剂、油剂；
- 其他：如控释剂。

2. 按照吸收速度快→慢排列：
- 注射＞口服
- 口服制剂：口服液＞片剂＞胶囊
- 注射剂：水剂＞油剂＞混悬剂

3. 不同药物的制备工艺和原料不同可以影响药物的生物利用度。

二、药物的相互作用

概念：两种或两种以上的药物合用的时候，药物之间的相互干扰和影响，称为药物的相互作用。

- 表现1：不影响药物在体液中的浓度，但是改变药理学作用，表现为药物效应动力学的相互作用。
- 表现2：通过影响药物的吸收、分布、代谢和（或）排泄，改变药物在作用部位的浓度，而影响药物的作用，表现为药物代谢动力学的相互作用。

第二节 人体因素

一、年龄

年龄相关因素主要有：
1. 新生儿 药物代谢和排泄功能的不足。
2. 老年人 药物分布的变化；存在特殊的生理和病理因素。
3. 疾病状态 老年人可能同时服用多种的药物。
4. 药物靶点的改变 老年人药物效应靶点发生变化。

二、性别

男女体重、脂肪含量、激素水平、（女性）是否妊娠，对药物的代谢有一定的影响。

三、遗传因素

基因决定了药物代谢酶，药物转运蛋白和受体活性及功能的不同，影响药物的代谢。

四、特异质反应

药物的特异质反应通常与遗传关系密切，与药物的剂量无关，但通常是有害的，甚至是致命的。

五、疾病状态

疾病本身可能导致药物代谢和药物效应的变化，如肝肾损伤、心力衰竭、胰腺疾病等。

六、心理因素

药物疗效不是由单一因素引起的，其中安慰剂效应就是由患者的心理因素引起的，来源于患者对药物和医生的信赖，包括患者的精神和生理的变化。

七、长期用药引起的人体反应性变化

耐受性（tolerance）：连续用药后人体对药物的反应强度递减，增加剂量可保持药效不变。
耐药性（resistance）：指病原体及肿瘤细胞对药物的耐药性，又称为抗药性。
依赖性（dependence）：长期用药后人体对这种药物产生了生理性或精神性的依赖和需求。主要分为生理依赖性和精神依赖性。生理依赖性（physiological dependence）也称躯体依赖性，指用药后一旦停药即出现严重的生理功能的紊乱，有停药症状。而精神依赖性（psychological dependence）是指连续用药后患者对药物产生精神上的依赖，无耐受性和停药症状。

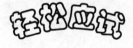

一、名词解释

1. 耐受性

2. 耐药性

3. 依赖性

4. 特异质反应

二、问答题

1. 药物的相互作用在药物代谢中的作用是什么？

2. 人体状态对药物作用有哪些影响，老人、儿童用药应该注意什么？

答案

一、名词解释

（略）

二、问答题

（略）

（谭焕然）

第五章　传出神经系统药理概论

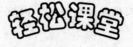

第一节　概论

传出神经系统的分类

一、根据解剖结构分类

$$
传出神经
\begin{cases}
运动神经（motor\ nerve）\\
起源：脊髓前角\\
特点：无神经节\\[4pt]
自主神经\\
（autonomic\ nerve）
\begin{cases}
交感神经（sympathetic\ nerve）\\
起源：胸、腰髓的侧角\\
特点：节前纤维短，节后纤维长\\[4pt]
副交感神经（parasympathetic\ nerve）\\
起源（中枢）：脑神经3、7、9、10，骶神经\\
特点：节后纤维短，在脏器的壁内
\end{cases}
\end{cases}
$$

二、根据化学递质分类

$$
\begin{cases}
去甲肾上腺素能神经——几乎全部为交感神经节后纤维\\
（noradrenergic\ nerve）\\[4pt]
胆碱能神经\\
（cholinergic\ nerve）
\begin{cases}
运动神经\\
全部节前纤维\\
全部副交感神经节后纤维\\
小部分交感神经节后纤维\\
（支配汗腺分泌、骨骼肌血管扩张）
\end{cases}
\end{cases}
$$

第二节　传出神经系统的递质和受体

一、传出神经系统的递质

（一）传出神经突触的结构

$$
\begin{cases}
突触（synapse）：是指神经元与神经元之间，或神经元与某些非神经元细胞之间的一种特\\
\quad 化的细胞连接，通过它的传递作用实现细胞间的通讯联系。\\
膨体（varicosity）：交感神经末梢细微的神经分支所具有的连续的膨胀结构。
\end{cases}
$$

（二）神经递质

1. 乙酰胆碱（ACh）

- 1. 合成　胆碱＋乙酰辅酶 A $\xrightarrow[\text{（胆碱乙酰化酶）}]{}$ ACh＋辅酶 A
- 2. 贮存　囊泡（ACh ＋ ATP＋囊泡蛋白）
- 3. 释放（胞裂外排）　冲动→末梢去极化→Ca^{2+} 内流→囊泡前移、与前膜融合→开口释放（量子释放）
- 4. 受体结合　胆碱受体（M 或 N）→受体后机制→效应
- 5. 消除　被胆碱酯酶水解→胆碱＋乙酸

2. 去甲肾上腺素（NA）

- 1. 合成　酪氨酸 $\xrightarrow[\text{（酪氨酸羟化酶）}]{}$ 多巴→多巴胺（进入囊泡）→NA
- 2. 储存　囊泡（NA＋ATP＋嗜铬蛋白）
- 3. 释放　胞裂外排，量子释放，同 ACh
- 4. 受体结合　肾上腺素受体（ 或 β）受体后机制 效应
- 5. 消除
  - 摄取 1（贮存型摄取）：摄入神经末梢 { 囊泡内贮存 / 单胺氧化酶（MAO）灭活 }
  - 摄取 2（代谢型摄取）：非神经组织摄取，儿茶酚氧位甲基转移酶（COMT）、MAO 灭活

二、传出神经系统的受体

传出神经系统受体分型及其效应

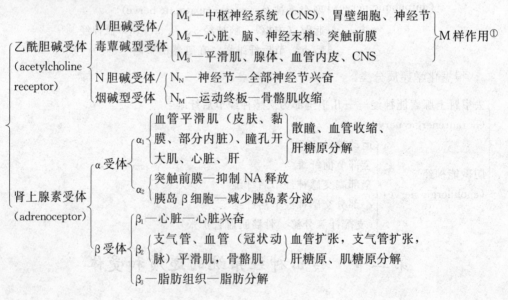

乙酰胆碱受体（acetylcholine receptor）
- M 胆碱受体/毒蕈碱型受体
  - M_1—中枢神经系统（CNS）、胃壁细胞、神经节
  - M_2—心脏、脑、神经末梢、突触前膜
  - M_3—平滑肌、腺体、血管内皮、CNS
  - } M 样作用[1]
- N 胆碱受体/烟碱型受体
  - N_N—神经节—全部神经节兴奋
  - N_M—运动终板—骨骼肌收缩

肾上腺素受体（adrenoceptor）
- α 受体
  - $α_1$ { 血管平滑肌（皮肤、黏膜、部分内脏）、瞳孔开大肌、心脏、肝 } 散瞳、血管收缩、肝糖原分解
  - $α_2$ { 突触前膜—抑制 NA 释放 / 胰岛 β 细胞—减少胰岛素分泌 }
- β 受体
  - $β_1$—心脏—心脏兴奋
  - $β_2$ { 支气管、血管（冠状动脉）平滑肌，骨骼肌 } 血管扩张，支气管扩张，肝糖原、肌糖原分解
  - $β_3$—脂肪组织—脂肪分解

---

[1] M 样作用：
1. 缩瞳，睫状肌收缩（缩瞳、眼痛、视物模糊）
2. 腺体分泌增加（流泪、流涎、盗汗）
3. 平滑肌收缩（恶心呕吐、腹痛腹泻、尿失禁、呼吸困难、肺水肿）
4. 心血管：心脏抑制，血管扩张（心率↓、血压↓、心音↓）
5. 中枢神经系统：先兴奋，后抑制

第三节 传出神经系统的生理功能

表 5-1 自主神经系统分类与作用比较

组织系统		交感系统	副交感系统
组织系统 兴奋表现	心率	快	慢
	瞳孔	大	小
	平滑肌	松弛	收缩
	括约肌	收缩	松弛
人体状态		应激，运动	非应激，非运动
相对优势系统		心血管系统	瞳孔、平滑肌、腺体

轻松记忆

传出神经系统神经支配的三大原则：

双重支配，交替兴奋，相对优势

第四节 传出神经系统药物的基本作用及其分类

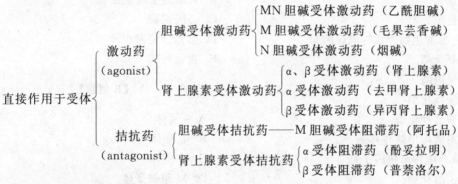

```
                                                  ┌ MN胆碱受体激动药（乙酰胆碱）
                              ┌ 胆碱受体激动药 ┤ M胆碱受体激动药（毛果芸香碱）
                    ┌ 激动药 ┤                  └ N胆碱受体激动药（烟碱）
                    │(agonist)                   ┌ α、β受体激动药（肾上腺素）
直接作用于受体 ┤        └ 肾上腺素受体激动药 ┤ α受体激动药（去甲肾上腺素）
                    │                            └ β受体激动药（异丙肾上腺素）
                    │         ┌ 胆碱受体拮抗药——M胆碱受体阻滞药（阿托品）
                    └ 拮抗药 ┤                         ┌ α受体阻滞药（酚妥拉明）
                     (antagonist) └ 肾上腺素受体拮抗药 ┤ β受体阻滞药（普萘洛尔）

              ┌ 影响递质释放
影响递质 ┤ 影响递质转运、贮存
              └ 影响递质转化——抗胆碱酯酶药（新斯的明）
```

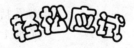

一、名词解释

1. 神经递质

2. 突触

3. 膨体

4. 胞裂外排

5. 量子化释放

6. 乙酰胆碱受体

7. 肾上腺素受体

二、选择题

【A 型题】

1. 传出神经系统根据其末梢释放的递质的不同，可以分为：
   A. 交感神经，副交感神经
   B. 胆碱能神经，去甲肾上腺素能神经
   C. 自主神经，运动神经
   D. 感觉神经，自主神经
   E. 自主神经，运动神经

2. 进入神经末梢囊泡内合成去甲肾上腺素的前体物质是
   A. 酪氨酸
   B. 多巴
   C. 多巴胺
   D. 肾上腺素
   E. 5-羟色胺

3. 去甲肾上腺素生物合成的限速酶是
   A. 单胺氧化酶
   B. 多巴脱羧酶
   C. 酪氨酸羟化酶
   D. 多巴胺 β 羟化酶
   E. 儿茶酚氧位甲基转移酶

4. 乙酰胆碱合成的限速因子是
   A. 胆碱乙酰化酶
   B. 乙酰胆碱转运体
   C. 转运胆碱的钠依赖性高亲和力载体
   D. 胆碱酯酶
   E. 乙酰辅酶 A

5. 乙酰胆碱作用消失主要依赖于
   A. 摄取 1
   B. 摄取 2
   C. 胆碱乙酰转移酶的作用
   D. 乙酰胆碱酯酶水解
   E. 乙酰胆碱受体失活

6. 下列哪些效应不是通过激动 β 受体产生的
   A. 支气管舒张
   B. 骨骼肌血管舒张
   C. 心率加快
   D. 心肌收缩力增强
   E. 膀胱逼尿肌收缩

7. 对毒蕈碱敏感的受体是
   A. M 胆碱受体
   B. N 胆碱受体
   C. α 受体
   D. β 受体
   E. DA 受体

8. 对烟碱敏感的受体是
   A. M 胆碱受体
   B. N 胆碱受体
   C. α 受体
   D. β 受体
   E. DA 受体

9. 下列哪种效应属于 M 样作用
   A. 瞳孔缩小
   B. 胃肠道平滑肌松弛
   C. 心脏兴奋
   D. 腺体分泌减少
   E. 血管收缩

【B 型题】

   A. α 受体
   B. β_2 受体
   C. β_1 受体
   D. M 胆碱受体
   E. N 胆碱受体

1. 瞳孔开大肌上的肾上腺素受体是
2. 睫状肌上的肾上腺素受体是
3. 瞳孔括约肌上的胆碱受体是
4. 心肌上的肾上腺素受体是
5. 骨骼肌上的胆碱受体是

   A. 胆碱酯酶
   B. 乙酰胆碱酯酶
   C. 单胺氧化酶
   D. 儿茶酚胺氧位甲基转移酶
   E. 酪氨酸羟化酶

6. 在线粒体中灭活去甲肾上腺素的酶是
7. 在肝肾组织中灭活去甲肾上腺素的酶是
8. 灭活乙酰胆碱的酶是
9. 合成去甲肾上腺素的限速酶是
   A. α_1 受体兴奋

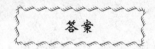

　　B. β₁ 受体兴奋

　　C. β₂ 受体兴奋

　　D. M 胆碱受体兴奋

　　E. N_N 胆碱受体兴奋

10. 皮肤血管收缩是由于

11. 神经节兴奋是由于

12. 内脏平滑肌收缩是由于

13. 支气管平滑肌舒张是由于

【X 型题】

1. 胆碱能神经包括

　　A. 全部副交感神经节后纤维

　　B. 全部交感神经节后纤维

　　C. 运动神经

　　D. 支配汗腺的分泌神经和骨骼肌的血管舒张神经

　　E. 全部交感神经和副交感神经节前纤维

2. 去甲肾上腺素能神经兴奋的表现为

　　A. 心肌收缩力加强

　　B. 胃肠道平滑肌松弛

　　C. 皮肤黏膜、内脏血管收缩

　　D. 骨骼肌收缩力加强

　　E. 瞳孔开大肌收缩

三、问答题

1. 举例说明传出神经系统药物的基本作用。

2. 简述传出神经系统的分类。

答案

一、名词解释

（略）

二、选择题

A 型题：

1. B　　2. C　　3. C　　4. C　　5. D　　6. E　　7. A　　8. B　　9. A

B 型题：

1. A　　2. C　　3. D　　4. B　　5. E　　6. C　　7. D　　8. B　　9. E　　10. A

11. E　　12. D　　13. C

X 型题：

1. ACDE　2. ABCE

三、问答题

（略）

（李　慧）

第六章　胆碱受体激动药

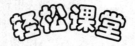

M 胆碱受体激动药 {
　胆碱酯类 {
　　乙酰胆碱——兴奋 M、N 受体
　　卡巴胆碱——兴奋 M、N 受体
　拟胆碱生物碱 {
　　毛果芸香碱——兴奋 M 受体
　　毒蕈碱——兴奋 M 受体

N 胆碱受体激动药：烟碱——兴奋 N 受体

一、胆碱酯类

（一）乙酰胆碱

【药理作用】兴奋 M、N 胆碱受体，产生 M、N 样作用

表 6-1　M 样作用（小剂量 ACh 产生）

作用部位	效应
心血管系统	(1) 血管舒张，血压下降，反射性心率加快 　　（M_3 兴奋→内皮依赖性舒张因子（EDRF）释放：NA 释放减少） (2) 心率减慢（窦房节自律性降低） (3) 传导减慢（与不应期延长有关） (4) 心肌收缩力减弱（对心房作用强，对心室作用弱） (5) 心房不应期缩短
胃肠道、泌尿道、支气管	平滑肌兴奋收缩
瞳孔	缩瞳，降眼压，近视（瞳孔括约肌和睫状肌收缩）
腺体	分泌增加

表 6-2　N 样作用（大剂量 ACh 产生）

兴奋受体	作用部位	效应
N_M 胆碱受体	胃肠道、泌尿道	平滑肌收缩
	腺体	分泌增加
	瞳孔	缩瞳，降眼压，近视（瞳孔括约肌和睫状肌收缩）
	心脏	心脏兴奋，小血管收缩，血压升高
N_N 胆碱受体	骨骼肌	收缩

（二）其他药物

药物	作用特点
醋甲胆碱	（1）对 M 胆碱受体作用较强，心血管作用明显 （2）主要用于口腔干燥症
卡巴胆碱	（1）激动 M、N 胆碱受体 （2）局部滴眼治疗青光眼
贝胆碱	（1）性质稳定，口服和注射均可用 （2）对 M 胆碱受体作用较强，平滑肌兴奋作用强 （3）用于术后腹胀等

二、生物碱类

（一）毛果芸香碱

【药理作用】兴奋 M 胆碱受体，产生 M 样作用，对眼、腺体作用较强

表 6-3 毛果芸香碱的药理作用与临床应用

作用部位	药理作用	临床应用
眼睛	（1）缩瞳：激动瞳孔括约肌的 M 胆碱受体 （2）降低眼内压：通过缩瞳作用 （3）调节痉挛：激动睫状肌环状纤维上 M 胆碱受体	（1）青光眼 （2）虹膜睫状体炎
腺体	分泌增加	口腔干燥症
其他		阿托品中毒的解救

（二）毒蕈碱

特点：（1）经典 M 胆碱受体激动药；
　　　（2）不是治疗性药物，中毒可用阿托品解救。

轻松记忆

毛果芸香碱对眼部的药理作用
——"两肌三效"

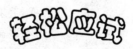

一、名词解释

胆碱受体激动药

二、选择题

【A 型题】

1. 毛果芸香碱对眼的作用是

A. 瞳孔缩小，眼内压降低，调节痉挛
B. 瞳孔扩大，眼内压降低，调节痉挛
C. 瞳孔缩小，眼内压降低，调节麻痹

D. 瞳孔扩大，眼内压降低，调节麻痹

E. 瞳孔扩大，眼内压降低，对调节无影响

2. 毛果芸香碱降低眼内压的机制是

A. 使睫状肌向瞳孔中心方向收缩，悬韧带松弛

B. 瞳孔括约肌收缩，虹膜向中心拉紧，根部变薄，致前房角扩大

C. 调节麻痹，眼睛得到休息

D. 调节痉挛，眼睛得到休息

E. 使房水分泌量减少

3. 毛果芸香碱缩瞳作用原理是

A. 激动瞳孔开大肌的 N 胆碱受体，使其收缩

B. 激动瞳孔括约肌的 M 胆碱受体，使其收缩

C. 阻滞瞳孔开大肌的 N 胆碱受体，使其收缩

D. 阻滞瞳孔括约肌的 M 胆碱受体，使其收缩

E. 阻滞瞳孔括约肌的 M 胆碱受体，使其松弛

4. 毛果芸香碱激动 M 胆碱受体不能引起

A. 瞳孔缩小

B. 胃肠道平滑肌收缩

C. 支气管收缩

D. 腺体分泌增加

E. 唾液分泌减少

5. 治疗闭角型青光眼应选用

A. 新斯的明

B. 乙酰胆碱

C. 琥珀胆碱

D. 毛果芸香碱

E. 筒箭毒碱

6. 毛果芸香碱主要用于

A. 重症肌无力

B. 青光眼

C. 术后腹胀

D. 房室传导阻滞

E. 检查晶状体屈光度

7. 关于毛果芸香碱的叙述，错误的是：

A. 与扩瞳药交替使用，可用于治疗虹膜炎

B. 禁用于闭角型青光眼

C. 常用 $1\% \sim 2\%$ 的溶液滴眼

D. 降低眼压作用时间可维持 $4 \sim 8h$

E. 过量可能出现 M 胆碱受体过度兴奋症状，可用阿托品对症处理

【B 型题】

A. 直接激动 M 胆碱受体的药物

B. 激动 M、N 胆碱受体的药物

C. 激动 N 胆碱受体的药物

D. 胆碱酯酶抑制剂

E. 阻滞 M、N 胆碱受体的药物

1. 乙酰胆碱是

2. 卡巴胆碱是

3. 毛果芸香碱是

4. 新斯的明是

【X 型题】

1. 毛果芸香碱的临床应用包括

A. 尿潴留

B. 青光眼

C. 虹膜睫状体炎

D. 阿托品中毒

E. 重症肌无力

2. 直接作用于胆碱受体的激动药是

A. 毛果芸香碱

B. 毒扁豆碱

C. 新斯的明

D. 卡巴胆碱

E. 有机磷酸酯类

三、问答题

简述毛果芸香碱的药理作用及临床应用。

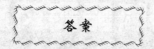

一、名词解释

（略）

二、选择题

A 型题：

1. A　　2. B　　3. B　　4. E　　5. D　　6. B　　7. B

B 型题：

1. B　　2. B　　3. A　　4. D

X 型题：

1. BCD　　2. AD

三、问答题

（略）

（李　慧）

第七章 抗胆碱酯酶药和胆碱酯酶复活药

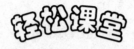

第一节 乙酰胆碱酯酶

乙酰胆碱酯酶水解乙酰胆碱的过程如下图：

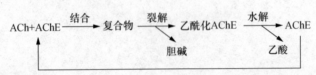

第二节 抗胆碱酯酶药

一、易逆性抗胆碱酯酶药

（一）作用机制

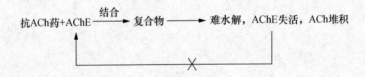

（二）药理作用

抑制乙酰胆碱酯酶，ACh 堆积，产生 M 及 N 样效应，有相对选择性，见下表。

表 7-1 抗胆碱酯酶药的药理作用

作用部位	药理作用	临床应用	常用药物
眼睛	①缩瞳：激动瞳孔括约肌的 M 胆碱受体 ②降低眼内压 ③调节痉挛，调节假性近视	青光眼	毒扁豆碱 地美溴铵
胃肠道	平滑肌收缩	腹胀，尿潴留	新斯的明
骨骼肌	收缩：抑制 AChE，直接兴奋 N_M 受体，促进 ACh 释放	重症肌无力，竞争性神经肌肉阻滞药过量的解救	新斯的明
	兴奋 M 胆碱受体	阿托品中毒解救	毒扁豆碱
其他		阿尔茨海默病	

二、难逆性抗胆碱酯酶药

（一）中毒及解救机制

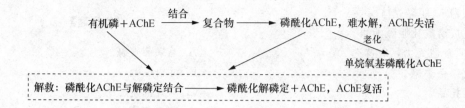

（二）中毒表现

M 和 N 样症状，中毒症状多样

急性中毒　轻度：M 样症状

中度：M＋N 样症状

重度：M＋N＋CNS 症状

慢性中毒　血中 AChE 活性持续明显下降，临床多见于神经衰弱综合征等。

（三）中毒治疗

清除毒物，避免继续吸收

M 受体阻滞药*——阿托品
胆碱酯酶复活药——解磷定 ｝应用原则：联合、及时、足量、反复用药

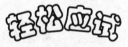

一、名词解释

1. 胆碱酯酶
2. 抗胆碱酯酶药
3. 重症肌无力
4. 阿托品化

二、选择题

【A 型题】

1. 新斯的明最强的作用是
   A. 膀胱逼尿肌兴奋
   B. 心脏抑制
   C. 腺体分泌增加
   D. 骨骼肌兴奋
   E. 缩瞳、降低眼压

2. 阿托品对有机磷酸酯类中毒的哪种症状无效
   A. 支气管痉挛
   B. 肠平滑肌痉挛
   C. 支气管及唾液分泌增多
   D. 骨骼肌震颤
   E. 呼吸困难

3. 碘解磷定解救有机磷酸酯类中毒的主要机

---

* 主教材中为"受体阻断药"，本书采用全国科技语规范建议，统一为"受体阻滞药"——编者注。

制是

A. 直接激活胆碱酯酶

B. 促进胆碱酯酶的生成

C. 促进胆碱酯酶的复活

D. 阻滞 M 胆碱受体

E. 生成磷酰化胆碱酯酶

4. 治疗重症肌无力，应首选

A. 毛果芸香碱

B. 阿托品

C. 琥珀胆碱

D. 毒扁豆碱

E. 新斯的明

5. 有机磷酸酯类中毒出现 M 样症状的原因是

A. 胆碱能神经递质合成增加

B. 胆碱能神经递质释放增加

C. 胆碱能神经递质水解减少

D. 直接激动 M 受体

E. M 胆碱受体敏感性增加

6. 新斯的明禁用于

A. 支气管哮喘

B. 重症肌无力

C. 术后肠麻痹

D. 尿潴留

E. 阵发性室上性心动过速

7. 有机磷酸酯类中毒者反复大剂量注射阿托品后，原中毒症状缓解或消失，但又出现兴奋、心悸、瞳孔扩大、视近物模糊、排尿困难等症状，此时应采用

A. 新斯的明对抗新出现的症状

B. 毛果芸香碱对抗新出现的症状

C. 东莨菪碱以缓解新出现的症状

D. 继续应用阿托品可缓解新出现症状

E. 以上都不是

【B 型题】

A. 毛果芸香碱

B. 毒扁豆碱

C. 两者都是

D. 两者都不是

1. 具有缩瞳、降低眼内压和调节痉挛的药物是

2. 睫状神经切除后仍具有缩瞳作用的药物是

A. 毒扁豆碱

B. 新斯的明

C. 加兰他敏

D. 后马托品

3. 对眼作用较强而持久的药物是

4. 重症肌无力选用药物是

5. 可用于脊髓灰质炎后遗症治疗的药物是

6. 不属于拟胆碱药的是

【X 型题】

新斯的明禁用于

A. 支气管哮喘

B. 机械性肠梗阻

C. 尿路梗阻

D. 心动过速

E. 阿托品中毒外周症状

三、问答题

1. 简述新斯的明的药理作用及临床应用。
2. 简述有机磷酸酯类中毒的机制和治疗。

答案

一、名词解释

（略）

二、选择题

A 型题：

1. D   2. D   3. C   4. E   5. C   6. A   7. B

B 型题：

1. C   2. A   3. A   4. B   5. C   6. D

X 型题：

ABC

三、问答题

（略）

（李　慧）

第八章 胆碱受体阻滞药（1）——M胆碱受体阻滞药

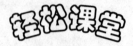

M胆碱受体阻滞药 ┤
  M胆碱受体阻滞药 ┤ 阿托品
    山莨菪碱，东莨菪碱
  合成代用品 ┤
    合成扩瞳药：后马托品等
    合成解痉药：季铵类，叔胺类
    选择性M受体阻滞药：哌仑西平（选择阻滞 M_1）

N胆碱受体阻滞药（见第九章）┤
  神经节阻滞药（N_N 受体阻滞药）——美卡拉明，樟磺咪芬
  骨骼肌松弛药（N_M 受体阻滞药）┤
    除极化型：琥珀胆碱
    非除极化型：筒箭毒碱

第一节 阿托品和阿托品类生物碱

一、阿托品

【药理作用及作用机制】

1. 选择性竞争性阻滞M受体

可逆性地、竞争性拮抗ACh或胆碱受体激动药与胆碱受体结合位点的结合，对各型M受体无选择性阻滞。

2. 大剂量可阻滞神经节 N_N 受体

表8-1 大剂量阿托品药理作用及临床应用

作用部位	药理作用	临床应用	不良反应
腺体	抑制分泌	麻醉前给药，盗汗，流涎	口干
眼	扩瞳：松弛瞳孔括约肌 升高眼内压：通过扩瞳作用阻碍房水循环而实现 调节麻痹：松弛睫状肌	验光查眼底，虹膜睫状体炎	瞳孔扩大，视物模糊，青光眼禁用
平滑肌	松弛内脏平滑肌的痉挛，对胃肠道平滑肌作用最好	缓解内脏绞痛	加重前列腺肥大者排尿困难
心脏	心率：小剂量心率↓（阻滞突触前 M_1，使 ACh 释放↑），较大剂量使心率↑ 促进房室传导	窦性心动过缓，房室传导阻滞等缓慢性心律失常	心率加快

续表

作用部位	药理作用	临床应用	不良反应
血管	治疗量拮抗胆碱类药物导致的血管扩张、血压下降，大剂量则解除微循环血管痉挛	抗休克	皮肤潮红
中枢神经系统	兴奋		
其他		解救有机磷酸酯类中毒	

二、阿托品类生物碱

代表药物为山莨菪碱和东莨菪碱，作用特点如下表所示。

表 8-2　山莨菪碱和东莨菪碱的药理作用特点

药物	作用特点
山莨菪碱	（1）扩瞳及抑制腺体分泌作用为阿托品的 1/20～1/10 （2）解除胃肠平滑肌痉挛及血管痉挛作用比较明显，临床主要用于感染性休克及内脏绞痛 （3）不通过血脑屏障，中枢兴奋作用很少
东莨菪碱	（1）易进入中枢，中枢抑制作用强 （2）麻醉前给药（中枢抑制，腺体分泌减少） （3）抗晕动病（预防给药） （4）治疗帕金森病（中枢抗胆碱作用）

第二节　颠茄生物碱的合成、半合成代用品

表 8-3　人工合成 M 受体阻断药的药理作用和代表药

	作用特点	代表药物
合成扩瞳药	（1）作用快，维持时间短 （2）主要用于眼科扩瞳、验光及眼底检查	后马托品 尤卡托品
合成解痉药　季铵类	（1）不易通过血脑屏障，无中枢作用 （2）溴丙胺太林：对胃肠、泌尿系解痉作用强而持久，可减少胃酸的分泌。常用于胃肠及尿路痉挛性疼痛及胃、十二指肠溃疡病 （3）异丙托溴铵：扩张支气管平滑肌，治疗慢性阻塞性肺疾病	溴丙胺太林 异丙托溴铵
叔胺类	易通过血脑屏障，有中枢抗胆碱作用 （1）有安定作用 （2）能缓解胃肠平滑肌痉挛，抑制胃酸分泌 （3）常用于缓解胃肠痉挛和膀胱刺激症状，以及治疗兼有焦虑症的胃溃疡患者	甲磺酸苯扎托品 贝那替秦 （胃复康）
选择性 M 受体阻滞药	选择性阻滞 M_1 受体，抑制胃酸及胃蛋白酶的分泌，用于消化性溃疡的治疗	哌仑西平 替仑西平

轻松应试

一、名词解释

胆碱受体阻滞药

二、选择题

【A型题】

1. 关于阿托品作用的叙述，下列哪项是正确的
   A. 为胆碱能神经阻滞药
   B. 为胆碱受体阻滞药
   C. 为节后胆碱受体阻滞药
   D. 为神经节阻滞药
   E. 为 N_N 胆碱受体阻滞药

2. 阿托品解痉作用最明显的是
   A. 胃肠道平滑肌
   B. 支气管平滑肌
   C. 膀胱平滑肌
   D. 胆道平滑肌
   E. 输尿管平滑肌

3. 下列不是阿托品适应证的是
   A. 心动过速
   B. 感染性休克
   C. 虹膜睫状体炎
   D. 毒蕈碱急性中毒
   E. 房室传导阻滞

4. 青光眼患者禁用的药物是
   A. 毒扁豆碱
   B. 阿托品
   C. 毛果芸香碱
   D. 新斯的明
   E. 加兰他敏

5. 麻醉前用阿托品的目的是
   A. 增强麻醉效果
   B. 兴奋心脏，预防心动过缓
   C. 松弛骨骼肌
   D. 抑制中枢，减少疼痛
   E. 减少呼吸道腺体分泌

6. 用于晕动病及震颤麻痹症的 M 受体阻滞药是
   A. 胃复康
   B. 东莨菪碱
   C. 山莨菪碱
   D. 阿托品
   E. 丙胺太林

7. 关于山莨菪碱的叙述，下列哪项是错误的
   A. 中枢抑制作用强
   B. 用于感染性休克
   C. 副作用与阿托品相似
   D. 适于内脏平滑肌绞痛
   E. 其人工合成品为 654-2

【B型题】

   A. 检查眼底
   B. 肠痉挛
   C. 青光眼
   D. 晕动症
   E. 遗尿症

1. 毛果芸香碱用于
2. 毒扁豆碱用于
3. 后马托品用于
4. 东莨菪碱用于
5. 溴丙胺太林用于

【X型题】

1. 可用于眼底检查的药物有
   A. 阿托品
   B. 后马托品
   C. 东莨菪碱
   D. 尤卡托品
   E. 山莨菪碱

2. 山莨菪碱对下列哪些作用较显著

A. 抑制腺体分泌

B. 扩张血管，改善微循环

C. 散瞳作用

D. 中枢兴奋作用

E. 松弛平滑肌

三、问答题

简述阿托品的药理作用及临床应用。

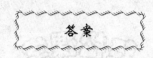

答案

一、名词解释

（略）

二、选择题

A型题：

1. B　　2. A　　3. A　　4. B　　5. E　　6. B　　7. A

B型题：

1. C　　2. C　　3. A　　4. D　　5. B

X型题：

1. ABD　　2. BE

三、问答题

（略）

（李　慧）

第九章 胆碱受体阻滞药（2）——N 胆碱受体阻滞药

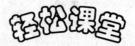

第一节 神经节阻滞药

特点

1. 竞争性阻滞 ACh 与神经节 N_N 受体的结合。
2. 对交感、副交感均有阻滞作用。
3. 综合效应：取消效应器优势神经的支配。
4. 临床应用：主要用于严重高血压。
5. 代表药：美卡拉明，樟磺咪芬。

第二节 骨骼肌松弛药

表 9-1 骨骼肌松弛药分类及药理特点

	除极化型肌松药	非除极化型肌松药
代表药	琥珀胆碱	筒箭毒碱
作用机制	与 N_M 受体结合，不易水解，类似超量 ACh 作用	与 ACh 竞争 N_M 受体，阻滞骨骼肌细胞膜除极化
药理作用	有肌束颤动	无
	连续用药产生快速耐受	无
	不阻滞神经节	有神经节阻滞
	中毒时新斯的明不能解救	中毒可以用新斯的明解救
临床应用	气管插管、气管镜、食管镜、胃镜等检查；辅助麻醉	辅助麻醉
不良反应	血钾升高，眼压升高，肌束颤动，窒息	禁用于重症肌无力，哮喘，严重休克

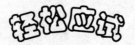

一、名词解释

1. 神经节阻滞药

2. 除极化型肌松药

3. 非除极化型肌松药

二、选择题

【A型题】

1. 关于琥珀胆碱的叙述，正确的是
   A. 属于非除极化型肌松药
   B. 过量中毒可用新斯的明解救
   C. 治疗剂量有神经节阻滞作用
   D. 肌肉松弛前先出现短暂的肌束颤动
   E. 连续用药不会产生快速耐受性

2. 解救筒箭毒碱过量中毒的药物是
   A. 新斯的明
   B. 阿托品
   C. 乙酰胆碱
   D. 碘解磷定
   E. 东莨菪碱

3. 关于非除极化型肌松药的叙述，错误的是
   A. 过量不可用新斯的明解救
   B. 能竞争性阻滞ACh的除极化作用
   C. 在同类阻滞药之间有协同作用

   D. 肌肉松弛前没有肌束颤动
   E. 可促进体内组胺的释放

4. 下列药物中，可引起血钾升高的是
   A. 山莨菪碱
   B. 琥珀胆碱
   C. 筒箭毒碱
   D. 东莨菪碱
   E. 泮库溴胺

【X型题】

N_M受体阻滞药可分为
A. 神经节阻滞药
B. 抗胆碱酯酶药
C. 非除极化肌松药
D. 除极化型肌松药
E. 骨骼肌松弛药

三、问答题

简述除极化型肌松药和非除极化型肌松药的区别。

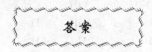

答　案

一、名词解释
（略）

二、选择题
A型题：
1. D　　2. A　　3. A　　4. B

X型题：
CD

三、问答题
（略）

（李　慧）

第十章 肾上腺素受体激动药

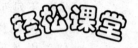

第一节 构效关系及分类

基本概念

肾上腺素的基本化学结构是β-苯乙胺，当其末端氨基、苯环和α或β位碳原子的氢被不同化学基团取代时，可合成多种药理作用与肾上腺素相似的衍生物。肾上腺素受体激动药的构效关系则是指这些不同取代基团的结构不仅影响药物对α、β受体的亲和力及激动受体的能力，也影响药物在体内的过程。

表 10-1 肾上腺素受体激动药及受体选择

名称	 4 ⬡ 1 3 2	—CH	—CH	N	受体选择性
去甲肾上腺素	3-OH，4-OH	OH	H	H	α_1、α_2
间羟胺	3-OH	OH	CH_3	H	α_1、α_2
去氧肾上腺素	3-OH	OH	H	CH_3	α_1
甲氧明	2-OCH_3，5-OCH_3	OH	CH_3	H	α_1
肾上腺素	3-OH，4-OH	OH	H	CH_3	α、β
多巴胺	3-OH，4-OH	H	H	H	α、β
麻黄碱		OH	CH_3	CH_3	α、β
异丙肾上腺素	3-OH，4-OH	OH	H	CH（CH_3）$_2$	β_1
沙丁胺醇	3-CH_2OH，4-OH	OH	H	C（CH_3）$_3$	β_2

肾上腺素受体激动药分类：

$\left\{\begin{array}{l}\alpha \text{ 肾上腺素受体激动药}\\ \alpha、\beta \text{ 肾上腺素受体激动药}\\ \beta \text{ 肾上腺素受体激动药}\end{array}\right.$

第二节 α肾上腺素受体激动药

去甲肾上腺素

【来源】

$\left\{\begin{array}{l}\text{1. 去甲肾上腺素能神经末梢释放。}\\ \text{2. 肾上腺髓质少量分泌。}\\ \text{3. 人工合成品。}\end{array}\right.$

【药理作用】

1. 血管　激动血管 α_1 受体，使皮肤、黏膜血管收缩＞肾、肠系膜、脑和肝血管。
2. 心脏　激动 β_1 受体，整体情况下，反射性减慢心率，心排血量不变或减少。
3. 血压　小剂量时，收缩压明显增高，舒张压略升，脉压增大。
　　　　大剂量时，收缩压和舒张压均增高，脉压变小。

【临床应用】

1. 药物中毒性低血压　采用静脉滴注维持血压。
2. 神经源性休克的早期　早期使用可维持血压，长期使用会加剧微循环障碍。
3. 上消化道出血　1～3mg 稀释后口服，产生局部止血作用。

【不良反应】

局部组织缺血坏死；急性肾损伤。

【禁忌证】

高血压、动脉硬化症、器质性心脏病及少尿、无尿、严重微循环障碍的患者及孕妇禁用。

第三节　α、β肾上腺素受体激动药

一、肾上腺素（Adr）

【药理作用】

1. 强大的心脏兴奋作用（激动 β 受体）　心率、收缩力、传导、心排血量均增加。
2. 血管　皮肤、黏膜、胃肠道血管（α）收缩；骨骼肌、冠状动脉（冠脉）血管（激动 β_2）舒张。
3. 血压　①治疗量时，收缩压升高，舒张压不变或下降，脉压差增大（β 受体对低浓度 Adr 较敏感）；②大剂量时，收缩压和舒张压均升高，同时应用 α 受体阻断药可引起血压下降，即肾上腺素升压效应的翻转（α 受体对较高浓度 Adr 较敏感）。
4. 支气管平滑肌松弛（激动 β_2 受体），抑制过敏物质释放，支气管黏膜血管收缩（激动 α 受体）。
5. 增强能量代谢。
6. 中枢神经系统　大剂量出现中枢兴奋症状。

【临床应用】

1. 心搏骤停　溺水、麻醉、手术过程中的意外、药物中毒、传染病和心脏传导阻滞所致的心搏骤停，对于电击所致心搏骤停在用药时配合除颤器除颤。
2. 治疗过敏性疾病　过敏性休克、支气管哮喘急性发作、血管神经性水肿及血清病。
3. 局部应用　与局部麻醉药配伍及局部止血。
4. 青光眼。

【不良反应】

血压升高，心律失常等。

【禁忌证】

禁用于：高血压、器质性心脏病、冠心病和脑血管硬化。

二、多巴胺

【来源】

为 NA 合成的前体物质，是中枢神经递质。

【药理作用】

1. 对受体的直接作用　激动 $\beta_1 > \alpha_1$，激动 D_1 受体（主要在肾和肠系膜血管）。
2. 对交感系统的间接作用　促进交感神经末梢释放 NA，兴奋心脏（激动 β_1）。
3. 心脏（激动 β_1）　排血量增加，收缩力加强。
4. 血管　皮肤黏膜血管收缩（激动 α_1）；肾、肠系膜、冠状动脉血管扩张（激动 β_1 和 D_1）。
5. 血压　收缩压升高，舒张压不变，平均血压升高。

【临床应用】

用于治疗各种休克：心源性休克、感染中毒性休克、出血性休克（补足血容量者适用）；与利尿剂联用治疗急性肾损伤（急性肾衰竭）。

第四节　β肾上腺素受体激动药

一、异丙肾上腺素（Iso）

【概述】

见图 10-1

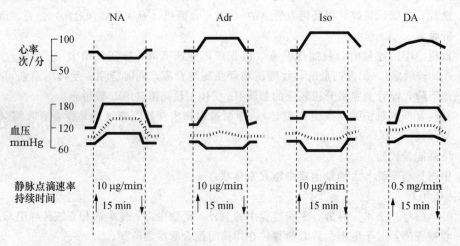

图 10-1　去甲肾上腺素（NA）、肾上腺素（Adr）、异丙肾上腺素（Iso）、多巴胺（DA）静脉给药对于人心血管作用比较

口服该药物易在肠黏膜与硫酸基结合而失效，可用气雾剂吸入给药，舌下含服也可以被迅速吸收。较少被单胺氧化酶（MAO）代谢，也较少被去甲肾上腺素能神经所摄取，故作用时间较肾上腺素长。

【药理作用】

选择性作用在 β_1、β_2 受体

1. 心脏兴奋作用（激动 β_1 受体）　心率增加、收缩力加强、传导加快、心排血量增多。
2. 血管舒张（激动 β_2 受体）　骨骼肌血管舒张，外周阻力下降。

3. 血压　收缩压上升、舒张压下降。

4. 松弛支气管平滑肌。

5. 代谢增加　增加糖原分解、增加组织耗氧量。

【临床应用】

1. 心搏骤停　适用于心室自身节律缓慢，高度房室传导阻滞或窦房结功能衰竭而并发的心搏骤停（常与 Adr、NA 合用）。

2. 房室传导阻滞（舌下或静脉点滴）。

3. 支气管哮喘（舌下或喷雾）。

4. 感染中毒性休克（因主要扩张骨骼肌血管，增加心肌耗氧，现已少用）。

【不良反应】

禁用于冠心病、心肌炎、甲状腺功能亢进症、心律失常等。

二、多巴酚丁胺

【药理作用】

主要是激动 β_1 受体。与异丙肾上腺素比较，正性肌力作用比正性频率作用显著。较少引起心肌耗氧量增加，也较少引起心动过速。对低心排血量者可剂量依赖性地增加心排血量。

【临床应用】

用于心源性休克或心肌梗死并发心力衰竭。

【不良反应】

用药期间可引起血压升高、心悸、头痛等，偶致室性心律失常，引起心肌梗死患者梗死面积增加；梗阻性肥厚型心肌病患者禁用，心房颤动患者禁用。

表 10-2　拟肾上腺素药的分类及基本药理作用比较

	分类	对不同肾上腺素受体作用的比较			作用方式	
		α 受体	β_1 受体	β_2 受体	直接作用于受体	释放递质
去甲肾上腺素	α	+++	++	±	+	
间羟胺	α	++	+	+	+	+
去氧肾上腺素	α	++	±	±	+	±
甲氧明	α	++	−		+	
肾上腺素	α，β	++++	+++	+++	+	
多巴胺	α，β	+	++	±	+	+
麻黄碱	α，β	++	++	++	+	+
异丙肾上腺素	β	−	+++	+++	+	
多巴酚丁胺	β	+	++	+	+	±

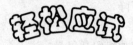

一、选择题

【A型题】

1. 过量最易引起心动过速、心室颤动的药物是
   A. 肾上腺素
   B. 麻黄碱
   C. 异丙肾上腺素
   D. 多巴胺
   E. 阿拉明

2. 常用于房室传导阻滞的药物是
   A. 异丙肾上腺素

   B. 肾上腺素
   C. 去甲肾上腺素
   D. 阿拉明
   E. 普萘洛尔

3. 对肾上腺素作用描述错误的是
   A. 使肾血管收缩
   B. 使冠状动脉血管舒张
   C. 皮下注射治疗量，使收缩压和舒张压均升高
   D. 使皮肤黏膜血管收缩
   E. 如剂量大或静脉注射快，可引起心律失常

二、填空题

1. 去甲肾上腺素的生物合成酶有＿＿＿＿＿＿＿、＿＿＿＿＿＿＿和＿＿＿＿＿＿＿，其限速酶是＿＿＿＿＿＿＿。

2. 心搏骤停时可选用＿＿＿＿＿和＿＿＿＿＿＿＿抢救。

答案

一、选择题

A型题：

1. A   2. A   3. C

二、填空题

1. 酪氨酸羟化酶　多巴脱羧酶　多巴胺β羟化酶　酪氨酸羟化酶

2. 肾上腺素　异丙肾上腺素

（雷天落）

第十一章 肾上腺素受体阻滞药

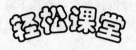

第一节 α肾上腺素受体阻滞药

一、定义和分类

1. α肾上腺素受体阻滞药 能选择性与α肾上腺素受体结合，本身不激动或较弱激动肾上腺素受体，却能妨碍去甲肾上腺素能神经递质及肾上腺素受体激动药与α肾上腺素受体结合，从而发挥抗肾上腺素作用。

2. 肾上腺素的翻转 α肾上腺素受体阻滞药，可将肾上腺素的升压作用翻转为降压作用（阻滞了α受体激动引起的血管收缩作用，表现出β激动引起的血管舒张作用），这个现象称为肾上腺素的翻转。

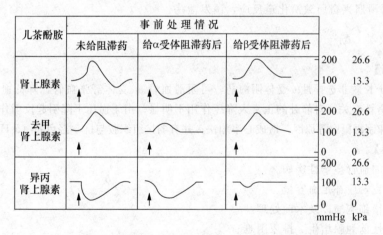

图 11-1　在给肾上腺素受体阻滞药前后，儿茶酚胺对狗血压的作用

α肾上腺素受体阻滞药分类：

$\begin{cases} \text{非选择性 α 受体阻滞药：短效类——酚妥拉明；长效类——酚苄明。} \\ \text{选择性 α}_1\text{ 受体阻滞药：哌唑嗪、特拉唑嗪。} \\ \text{选择性 α}_2\text{ 受体阻滞药：育亨宾。} \end{cases}$

二、非选择性 α 受体阻滞药

（一）短效类：酚妥拉明和妥拉唑林

【药理作用】

血管——阻滞 α_1 受体，还可直接舒张血管，血压下降。

心脏——反射性兴奋；阻滞突触前膜 α_2 受体；心排血量增加，心率加快。

其他——拟胆碱，拟组胺作用。

【临床应用】

1. 外周血管痉挛性疾病：肢端动脉痉挛的雷诺综合征、血栓闭塞性脉管炎及冻伤后遗症。

2. 肾上腺嗜铬细胞瘤：用于嗜铬细胞瘤的鉴别诊断、骤发高血压危象以及术前准备。

3. 抗休克。

4. 急性心肌梗死和顽固性充血性心力衰竭。

5. 药物引起的高血压。

6. 去甲肾上腺素滴注外漏。

7. 其他：妥拉唑林主要用于新生儿呼吸窘迫综合征的肺动脉高压治疗，偶用于血管痉挛；酚妥拉明口服或直接阴茎海绵体内注射用于诊断或治疗阳痿。

【不良反应】

体位性低血压；

心动过速、心律失常、心绞痛；

胃肠道平滑肌兴奋所致消化道反应，诱发溃疡。

（二）长效类：酚苄明

【药理作用】

酚苄明属于长效非选择性 α 受体阻滞药。可阻滞血管 α_1 受体舒张血管，降低血压，作用强度与交感神经兴奋性有关，对静卧的正常人降压作用不明显；由于血压下降引起反射作用以及突触前 α_2 受体阻滞，抑制再摄取等原因，造成心率加快；并有弱抗组织胺与抗 5-羟色胺（5-HT）作用。

【临床应用】

1. 用于外周血管痉挛性疾病。

2. 用于休克，应补足血容量。

3. 治疗嗜铬细胞瘤以及术前处理。

4. 治疗良性前列腺增生、排尿困难。

【不良反应】

体位性低血压，反射性心动过速，心律失常，鼻塞，胃肠反应。

三、选择性 α_1 受体阻滞药

代表药：哌唑嗪、特拉唑嗪、坦洛新、多沙唑嗪

【药理作用】

选择性阻滞动脉和静脉的 α_1 受体，无促进神经末梢释放去甲肾上腺素的作用，并且不能明显加快心率。

【临床应用】

临床主要用于良性前列腺增生及原发性高血压的治疗。

四、选择性 α₂ 受体阻滞药

代表药：育亨宾

【药理作用】

易进入中枢神经系统，α_2 受体阻滞作用可促进去甲肾上腺素释放，增加交感神经张力，导致血压升高，心率加快，同时可拮抗 5-HT。

【临床应用】

主要用作工具药。

第二节 β 肾上腺素受体阻滞药

一、定义和分类

β 肾上腺素受体阻滞药与肾上腺素 β 受体结合，本身不激动或较弱激动肾上腺素 β 受体，进而妨碍去甲肾上腺素能神经递质及肾上腺素受体激动药与 β 肾上腺素受体结合，从而发挥抗肾上腺素作用。肾上腺素可与激动药呈典型的竞争性拮抗。

分类 {
　非选择性（β_1、β_2 受体阻滞药）：普萘洛尔（心得安）、阿普洛尔（心得舒）、
　　　　　　　　　　　　　　　　　　吲哚洛尔（心得静）、噻吗洛尔
　选择性（β_1 受体阻滞药）：美托洛尔、阿替洛尔

二、药理作用

1. β 受体阻滞作用
   (1) 心血管系统：心脏抑制、血管收缩。抑制 β_1 受体，使心排血量减少，交感反射性兴奋；抑制 β_2 受体，α 受体兴奋性增强，血管收缩。
   (2) 支气管平滑肌：β_2 受体阻滞作用，使支气管平滑肌收缩。
   (3) 肾素分泌减少（阻断 β_1 受体）。
   (4) 代谢：促进糖原分解、脂肪代谢。
2. 内在拟交感活性 是 β 受体的部分激动剂，抑制心脏作用（心肌收缩力下降、减慢心率）和收缩支气管作用较弱。
3. 膜稳定作用 膜对离子通透性降低，需很高浓度时才呈现，一般无临床意义。
4. 其他 普萘洛尔有抗血小板聚集作用；β 受体阻滞药还可因减少房水生成而用来降低眼内压。

三、临床应用

1. 心律失常 快速性心律失常。
2. 急性冠状动脉综合征 心绞痛和心肌梗死。
3. 高血压 选择性、非选择性均有效。
4. 充血性心力衰竭（心衰） 对扩张型心肌病的心衰，治疗作用明显。
5. 其他 用于焦虑状态、甲状腺功能亢进和甲状腺危象的辅助治疗，噻吗洛尔局部应用可治疗青光眼。

四、不良反应

1. 心血管反应　心脏功能抑制，因此对心衰、窦性心动过缓、房室传导阻滞的患者可加重病情。同服维拉帕米或用于抗心律失常时应特别注意缓慢性心律失常。对外周血管平滑肌 β_2 受体阻滞，使得外周血管收缩甚至痉挛。
2. 诱发或加重支气管哮喘。
3. 反跳现象。
4. 其他　偶见皮肤—黏膜—眼综合征，少数人可出现低血糖和强化降血糖药的降糖作用。

五、禁忌证

禁用于严重左心衰竭、窦性心动过缓、重度房室传导阻滞、支气管哮喘患者。

表 11-1　β 受体阻滞药分类及药理学特性

药物名称	内在拟交感活性	膜稳定作用	脂溶性 lgKp*	口服生物利用度（%）	血浆半衰期（h）	首关消除（%）	主要消除器官
非选择性 β 受体阻滞药							
普萘洛尔	0	++	3.65	～25	3～5	60～70	肝
纳多洛尔	0	0	0.7	～35	10～20	0	肾
噻吗洛尔	0	0	2.1	～50	3～5	25～30	肝
吲哚洛尔	++	+−	1.75	～75	3～4	10～13	肝、肾
选择性 β 受体阻滞药							
美托洛尔	0	+−	2.15	～40	3～4	50～60	肝
阿替洛尔	0	0	0.23	～50	5～8	0～10	肾
艾斯洛尔	0	0	—		0.13	—	红细胞中分解
醋丁洛尔	+	+	1.5	～40	2～4	30	肝
α、β 受体阻滞药							
拉贝洛尔		+−	—	～20	4～6	60	肝

* 辛醇/水分配系数

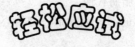

一、名词解释

1. 肾上腺素作用的翻转（reverse of adrenaline effect）

2. 内在拟交感活性（intrinsic sympathomimetic activity，ISA）

二、选择题

【A 型题】

1. 下述哪种药可诱发或加重支气管哮喘

A. 肾上腺素
B. 普萘洛尔
C. 酚苄明

D. 酚妥拉明

E. 甲氧胺

2. 下面哪种情况禁用 β 受体阻滞药

    A. 心绞痛

    B. 快速性心律失常

    C. 高血压

    D. 房室传导阻滞

E. 甲状腺功能亢进症

3. 治疗外周血管痉挛性疾病可选用

    A. β 受体阻滞药

    B. α 受体阻滞药

    C. α 受体激动药

    D. β 受体激动药

    E. 以上均不行

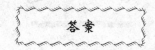

答案

一、名词解释

1. 肾上腺素是作用于 α 和 β 受体的拟肾上腺素药。α 受体阻滞药能选择性地阻滞肾上腺素与血管收缩有关的 α 效应（使血压升高），但不影响与血管舒张有关的 β 效应（使血压降低），结果使肾上腺素的升压作用翻转为降压，这种现象称为"肾上腺素作用的翻转"。

2. 某些 β 肾上腺素受体阻滞药与 β 受体结合后除能阻滞受体外，对 β 受体还具有部分激动作用。

二、选择题

A 型题：

1. B   2. D   3. B

（雷天落）

第十二章　中枢神经系统药理学概论

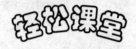

第一节　中枢神经系统的细胞学基础

一、神经元

1. 神经元是中枢神经系统（CNS）的基本结构和功能单位，其主要的功能是传递生物电和化学信息。

2. 神经元组成 $\begin{cases} 树突 \\ 胞体 \\ 轴索 \end{cases}$

二、神经胶质细胞

1. 按形态分类 $\begin{cases} 星状胶质细胞 \\ 少突胶质细胞 \\ 小胶质细胞 \\ 室膜管细胞 \end{cases}$

2. 主要功能 $\begin{cases} 支持作用 \\ 绝缘作用 \\ 维持神经组织内环境稳定 \\ 引导神经元走向 \\ 参与递质的灭活过程及修复过程 \end{cases}$

三、突触

1. 结构 $\begin{cases} 突触前组分 \\ 突触后组分 \\ 突触间隙 \end{cases}$

2. 分类 $\begin{cases} 电突触 \\ 化学性突触 \\ 混合性突触 \end{cases}$

四、神经纤维主要功能

传导兴奋（功能性作用）

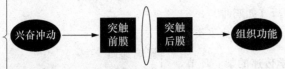

营养作用（与冲动无关）

五、神经元之间的信息传递方式

缝隙连接（gap junction）

非突触性化学传递（nonsynaptic chemical transmission）

突触传递（synaptic transmission）

第二节　中枢神经递质及其受体

表 12-1　中枢神经递质、受体、第二信使及功能

神经递质	受体	第二信使	功能
乙酰胆碱	N		与感觉、运动、学习
	M_1	↑IP_3、DG	记忆有关
	M_2	↓cAMP	
	M_3	↓cAMP	
	M_4、M_5	↑IP_3、DG	
多巴胺	D_1、D_5	↑cAMP	锥体外系的重要递质
	D_2、D_3、D_4	↓cAMP	
5-羟色胺	$5HT_{1A}$	↓cAMP	与镇痛、睡眠、自主
	$5HT_{1B}$	↓cAMP	神经功能有关
	$5HT_{1D}$	↓cAM P	
	$5HT_{2A}$	↑IP_3、DG	
	$5HT_{2C}$	↑IP_3、DG	
	$5HT_3$		
	$5HT_4$		
去甲肾上腺素	α_1	↑IP_3、DG	与觉醒、情绪、睡眠
	α_2	↓cAMP	等活动有关
	β_1、β_2、β_3	↑cAMP	
γ-氨基丁酸（GABA）	$GABA_A$		抑制性神经递质
	$GABA_B$	↑IP_3、DG	
谷氨酸	N-甲基-D-天冬氨酸（NMDA）受体		兴奋性氨基酸
	非 NMDA 受体		
	亲代谢型谷氨酸受体	IP_3、DG、cAMP	

注：IP_3，肌醇三磷酸；DG，二酰甘油；cAMP，环腺苷酸

第三节　中枢神经系统药理学特点

1. 作用于 CNS 的药物分类 $\begin{cases} \text{中枢兴奋药（如吗啡）} \\ \text{中枢抑制药（如巴比妥类）} \end{cases}$

2. 中枢药物的作用方式 $\begin{cases} \text{影响突触化学传递的某一环节，} \\ \text{引起相应的功能变化（多数药物）} \end{cases} \begin{cases} \text{影响递质} \\ \text{激动受体} \\ \text{阻滞受体} \end{cases}$

　　　　　　　　　　影响神经细胞的能量代谢或膜稳定性，

　　　　　　　　　　无竞争性拮抗药或特效解毒药（少数药物）

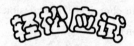

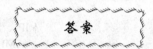

简答题

简述作用于中枢神经系统的药物分类及其作用方式。

答案

简答题

　　作用于 CNS 的药物分为中枢兴奋药（如吗啡）和中枢抑制药（如巴比妥类）。中枢药物的作用方式有通过影响突触化学传递的某一环节，如影响相应递质的释放或摄取、激动或抑制相应的受体，从而引起相应的功能变化（多数药物）；还有通过影响神经细胞的能量代谢或膜稳定性，这类药物通常无竞争性拮抗药或特效解毒药（少数药物）。

　　　　　　　　　　　　　　　　　　　　　　　　　　　　　　　　（潘　燕）

第十三章 全身麻醉药

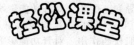

第一节 概论

一、定义

全身麻醉药，简称全麻药，能可逆地广泛抑制中枢神经系统功能，引起意识、感觉和反射消失，骨骼肌松弛，适用于外科手术的进行。

二、分类

吸入麻醉药
静脉麻醉药

三、关于全麻药作用机制的解释

脂溶性较高的全麻药容易进入神经细胞胞膜的脂质层，引起胞膜蛋白变构，改变受体或通道的功能，抑制神经细胞除极或影响其递质的释放，阻滞神经冲动的传递，从而引起全身麻醉。

第二节 吸入性麻醉药

一、分类

挥发性液体麻醉药，如乙醚、氟烷、异氟烷等。
气体麻醉药，如氧化亚氮。

二、吸入麻醉分期

第一期：镇痛期，从麻醉开始到意识完全消失。
第二期：兴奋期，从意识丧失到眼睑反射消失和出现有规律的呼吸。
第三期：外科麻醉期，从兴奋转为安静、呼吸规则至呼吸接近停止；又进一步分为四个阶段。
第四期：延髓麻醉期，中毒期，从呼吸肌完全麻痹至循环完全衰竭。

三、体内过程

吸收　吸入性麻醉药经肺泡扩散而吸收入血，其速度与肺通气量、吸入气中药物浓度、肺血流量及气/血分配系数有关。
分布　与器官血流及组织内类脂质含量有关。进入脑组织的速度与药物的脑/血分配系数有关。
消除　以原形经肺排出，排出速度与肺通气量、肺血流量、气/血分配系数、脑/血分配系数有关。

表 13-1　常用的吸入麻醉药

药物	理化性质	麻醉与肌松	对心、肝、肾的影响	临床应用	毒性反应
恩氟烷、异氟烷	无色挥发性液体；不燃烧、不爆炸	麻醉诱导迅速、平稳，苏醒也快；肌肉松弛良好	不增加心肌对儿茶酚胺的敏感性；对肝、肾影响小	是目前较为常用的吸入性麻醉药	偶有恶心呕吐
七氟烷	无色，有芳香味的挥发性液体，无刺激性，不燃烧爆炸	麻醉诱导和苏醒均快；无肌松作用，但增强肌松药作用	对肝功能影响小于其他吸入麻醉药；对肾功能影响小	用于多种手术麻醉，并可作诱导、维持、复合麻醉	诱发阵挛；呼吸抑制
地氟烷	无色透明的挥发性液体；不燃烧爆炸	麻醉诱导和苏醒迅速	影响小	国外已开始用于临床	对呼吸道有刺激性
乙醚	挥发性透明液体，易燃易爆	麻醉诱导期和苏醒期均较长、骨骼肌松弛完全	毒性小	现代手术室已少用	刺激唾液和腺体分泌，致支气管肺炎
氧化亚氮（笑气）	无色，无刺激，味甜的气体，不燃烧爆炸	诱导迅速，镇痛作用强，苏醒快；骨骼肌松弛不足	对心肌稍有抑制，不影响肝肾功能	诱导麻醉、维持麻醉、镇痛，复合麻醉	

第三节　静脉麻醉药

静脉麻醉药（intravenous anesthetics）

{ 优点：无诱导期不适，患者迅速进入麻醉状态，对呼吸道无刺激性，方法简便。
{ 缺点：不易于控制麻醉深度。

表 13-2　常用的静脉麻醉药

药物	麻醉及肌松作用	临床应用	不良反应
硫喷妥钠	脂溶性高，迅速进入脑组织，麻醉作用迅速；无兴奋期；但在体内迅速重新分布，作用维持时间短；镇痛效应差；肌肉松弛不完全	用于诱导麻醉、基础麻醉和脓肿的切开引流、骨折、脱臼的闭合复位等短时手术	对呼吸中枢有明显抑制作用，新生儿、婴幼儿易受抑制，故禁用。易诱发喉头和支气管痉挛，故支气管哮喘者禁用
氯胺酮	体表镇痛作用明显，内脏镇痛作用差，但诱导迅速；且有"分离麻醉"状态（意识并未完全消失，肌张力增加，血压上升）	用于短时的体表小手术，如烧伤清创、切痂、植皮等	对呼吸影响轻微，对心血管具有明显兴奋作用
羟丁酸钠	长效催眠作用；诱导时间长，苏醒慢	复合麻醉的辅助用药	过量抑制呼吸
依托咪酯	强效、超短效非巴比妥类催眠药；无明显镇痛作用	诱导麻醉；与镇痛药合用，也可作为维持麻醉	恢复期恶心、呕吐发生率高
丙泊酚	良好的镇静、催眠效应，起效快，作用时间短，苏醒迅速，无蓄积作用；镇痛作用微弱	可用于门诊短小手术的辅助用药，也可作为全麻诱导、维持及镇静催眠辅助用药	对循环系统有抑制作用，表现为血压下降，外周血管阻力降低

第四节 复合麻醉

定义:复合麻醉是指为达到完善的手术中和术后镇痛及满意的外科手术条件,常同时或先后应用两种以上麻醉药物或其他辅助药物,即全麻药单独应用不够理想,而进行联合用药或辅以其他药物。

表 13-3 常用的复合麻醉类型

复合麻醉类型	用药举例
麻醉前给药	阿托品或东莨菪碱、苯二氮䓬类、巴比妥类、吗啡、杜冷丁或冬眠合剂
诱导麻醉	硫喷妥钠、氧化亚氮或丙泊酚
基础麻醉	巴比妥类、水合氯醛
合用肌松药	筒箭毒箭、琥珀酰胆碱
神经安定镇痛术	氟芬合剂(安定药氟哌啶:镇痛药芬太尼=50:1)
低温麻醉	氯丙嗪
控制性降压	短效血管扩张药如硝普钠或钙通道阻滞药

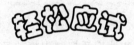

一、名词解释

1. 全麻药

2. 基础麻醉

二、选择题

【A 型题】

1. 下列叙述正确的是
   A. 麻醉乙醚局部刺激性较弱
   B. 吸入麻醉药对中枢仅表现为抑制作用
   C. 与延髓相比,脊髓不易受抑制
   D. 腹部手术在第四期进行,因为此期肌松作用完全
   E. 硫喷妥钠可用于诱导麻醉和基础麻醉

2. 下列全麻药中,肌松作用较完全的是
   A. 硫喷妥钠
   B. 麻醉乙醚
   C. 异氟烷
   D. 氯胺酮
   E. 氧化亚氮

3. 有"分离麻醉"作用的全麻药是

   A. 地氟烷
   B. 氯胺酮
   C. 丙泊酚
   D. γ-羟基丁酸
   E. 依托咪酯

4. 以下有关硫喷妥钠麻醉的叙述中错误的是
   A. 硫喷妥钠对呼吸中枢有明显抑制作用
   B. 硫喷妥钠静脉给药用于诱导麻醉
   C. 硫喷妥钠无诱导兴奋现象,但镇痛效果较差,维持时间短
   D. 硫喷妥钠可作为麻醉前给药
   E. 短时小手术麻醉适宜用硫喷妥钠

【B 型题】

   A. 乙醚
   B. 氧化亚氮

C. 氟烷

D. 氯胺酮

E. 硫喷妥钠

1. 能明显抑制呼吸中枢，易致喉肌痉挛的药物是

2. 恢复过程中易致幻觉、噩梦多的药物是

3. 增加心肌对儿茶酚胺敏感性，易致心律失常的药物是

4. 能使患者感觉舒适愉快的药物是

【X 型题】

1. 恩氟烷和异氟烷的特点有

A. 麻醉诱导迅速

B. 麻醉后苏醒缓慢

C. 肌肉松弛良好

D. 不增加心肌对儿茶酚胺的敏感性

E. 反复使用无明显副作用

2. 常用的静脉麻醉药包括

A. 氧化亚氮

B. 地西泮

C. 硫喷妥钠

D. 苯巴比妥

E. 氯胺酮

三、简答题

简述复合麻醉有哪些种类以及其应用的意义。

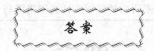
答案

一、名词解释

1. 全麻药，全身麻醉药的简称，能可逆地广泛抑制中枢神经系统功能，引起意识、感觉和反射消失，骨骼肌松弛，适用于外科手术的进行。

2. 基础麻醉是在患者进入手术室前应用大剂量的催眠药，使患者达到深睡眠的状态，可以减少麻醉药的用量，使麻醉过程平稳的一种复合麻醉。

二、选择题

A 型题：

1. E　　2. B　　3. B　　4. D

B 型题：

1. E　　2. D　　3. C　　4. B

X 型题：

1. ACDE　2. CE

三、简答题

常用的复合麻醉有麻醉前给药、诱导麻醉、基础麻醉、合用肌松药和神经安定镇痛术。复合麻醉是临床应用中为达到麻醉稳定、起效迅速、安全范围大、不良反应小，即达到满意的麻醉效果而采用联合用药或辅以其他药物的麻醉方法。

（潘　燕）

第十四章 局部麻醉药

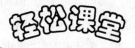

一、定义及分类

1. 定义　局部麻醉药简称局麻药，是以适当的浓度、局部应用于神经组织后能可逆地阻滞与神经传导有关的动作电位的一类药物。

2. 分类 { 酯类：普鲁卡因、丁卡因
酰胺类：利多卡因、布比卡因、罗哌卡因

二、药理作用

1. 局麻作用　低浓度阻滞感觉神经冲动的发生和传导；高浓度时阻滞神经系统各部分、各类型神经纤维

2. 中枢作用　对中枢神经系统抑制性神经元选择性抑制，继而出现中枢兴奋状态并可由兴奋转为抑制作用

3. 心血管作用　降低心肌兴奋性、减弱心肌收缩力、减慢传导、延长不应期，能使小动脉扩张

三、作用机制

局麻药能阻止神经受刺激时引起的膜通透性改变，使 Na^+ 在其作用期间内不能进入细胞。其作用机制是局麻药与 Na^+ 通道内侧作用点结合，引起 Na^+ 通道的阻滞。

四、临床应用

表面麻醉、浸润麻醉、传导麻醉、蛛网膜下腔麻醉、硬膜外麻醉及区域麻醉。

五、不良反应

{ 毒性反应 { 中枢神经系统毒性
心血管系统毒性
变态反应

六、代表药物举例

表 14-1　常用的局麻药

常用局麻药	特点及不良反应	临床应用
普鲁卡因	穿透力差，一般不用于表面麻醉；大剂量易引起中枢神经系统先兴奋后抑制症状；少数患者出现过敏反应	浸润麻醉；传导麻醉；硬膜外麻醉和蛛网膜下腔麻醉

续表

常用局麻药	特点及不良反应	临床应用
丁卡因	穿透力强，作用强；起效慢，属于长效局麻药，但毒性最大	用于表面麻醉
利多卡因	穿透力强，作用快而强；毒性较大	用于表面麻醉；传导麻醉；硬膜外麻醉和浸润麻醉
布比卡因	作用强，时效长，毒性较小	用于浸润麻醉、传导麻醉和硬膜外麻醉
罗哌卡因	对子宫和胎盘血流几乎无影响，故适用于产科手术麻醉	适用于硬膜外、臂丛阻滞和局部浸润麻醉
依替卡因	为利多卡因的衍生物，起效迅速	主要用于浸润麻醉、神经阻滞和硬膜外阻滞

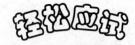

一、名词解释

局麻药

二、选择题

【A 型题】

1. 局麻药的作用机制是
   A. 阻止 K^+ 内流
   B. 阻止 Ca^{2+} 内流
   C. 阻止 Na^+ 内流
   D. 阻止 Cl^- 内流
   E. 阻止 K^+ 外流

2. 不属于利多卡因的描述是
   A. 被血浆胆碱酯酶水解
   B. 局麻作用强而久
   C. 较少用于蛛网膜下腔麻醉
   D. 不易引起过敏反应
   E. 有抗心律失常作用

3. 局麻药毒性最强的是
   A. 普鲁卡因
   B. 利多卡因
   C. 丁卡因
   D. 布比卡因
   E. 依替卡因

4. 浸润麻醉注射给药时，局麻药液中加少量肾上腺素，其目的是

A. 预防过敏
B. 预防手术中出血
C. 预防支气管痉挛
D. 预防血压下降
E. 延长局麻作用的时间

【B 型题】

A. 普鲁卡因
B. 利多卡因
C. 丁卡因
D. 布比卡因
E. 罗哌卡因

1. 既适用于浸润麻醉又适用于表面麻醉的是

2. 属于酯类局麻药，可用于浸润麻醉，但不用于表面麻醉的是

3. 作用强度和毒性强度均大，作用也最持久的是

4. 酰胺类局麻药，起效最慢的是

【X 型题】

1. 普鲁卡因具有的特征是
   A. 不用于表面麻醉

B. 亲脂性高，可用于各种局部麻醉方法

C. 少数患者对其过敏

D. 作用持久，约 2～3h

E. 大剂量对中枢神经系统有一定毒性

2. 局麻药的不良反应有

A. 中枢神经系统的先兴奋后抑制

B. 对心肌的兴奋作用

C. 扩张小动脉

D. 变态反应

E. 减弱心肌收缩力

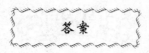
答案

一、名词解释

局麻药，局部麻醉药的简称，是以适当的浓度、局部应用于神经组织后能可逆地阻滞与神经传导有关的动作电位的一类药物。

二、选择题

A 型题：

1. C   2. A   3. C   4. E

B 型题：

1. B   2. A   3. C   4. B

X 型题：

1. ACE   2. ACDE

（潘　燕）

第十五章　镇静催眠药

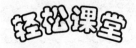

镇静药：能缓和激动、消除躁动，恢复安静情绪的药物。

催眠药：能促进和维持近似生理睡眠的药物。

一、苯二氮䓬类

【基本化学结构】 1,4-苯并二氮䓬（见下图）

$$R_1 \quad R_2 \quad R_3 \quad R_4 \quad R_1 \quad R_2'$$

【药理作用和临床应用】

抗焦虑作用
- 作用于边缘系统，改善焦虑症状（地西泮和氯氮䓬疗效好）
- 特点：小于镇静催眠剂量，不影响正常活动
- 用途：焦虑症

镇静催眠作用
- 小剂量镇静，大剂量催眠
- 特点：治疗指数大；耐受少；停药困难少；伴焦虑的失眠尤佳
- 用途：麻醉术前和甲状腺功能亢进症（甲亢）、心力衰竭、高血压患者心脏电击复律前给药，使患者情绪镇静；大剂量作为长效失眠药物

抗惊厥与抗癫痫作用：用于各种惊厥与癫痫持续状态（地西泮首选，静脉给药）

中枢性肌松
- 作用于网状结构，抑制脊髓运动神经元
- 用途：肌肉僵直、肌肉痉挛

【作用机制】

与 γ-氨基丁酸受体亚型（$GABA_A$ 受体）上的苯二氮䓬结合位点结合（见下图），诱导受体变构，

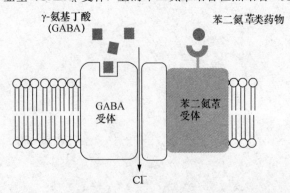

58

促进 GABA 与 GABA$_A$ 受体结合，增加 Cl^- 通道开放的频率而增加 Cl^- 内流，增强 GABA 的抑制作用。

【体内过程】
口服吸收完全
血浆蛋白结合率高达 99%
脂溶性高，过血脑屏障，再分布于脂肪组织
主要在肝药酶作用下进行生物转化；多数药物的代谢产物（如去甲地西泮）仍有相似的生物活性，半衰期更长
具有肝肠循环，连续用药易引起积蓄

【不良反应】
治疗量：常见嗜睡、乏力、头昏，影响技巧性操作和驾驶安全
大剂量：偶见共济失调、手震颤
急性中毒：引起中枢抑制毒性，饮酒时加重其中枢抑制作用，此情况下氟马西尼为解救药
长期服用：可产生耐受性、成瘾性，停药后可出现戒断症状

二、巴比妥类

【基本结构】巴比妥酸化学式（见下图）

$$O=\overset{2}{C}\begin{array}{c}\overset{3}{NH}-\overset{}{OC}\\ \\ \underset{1}{NH}-\underset{6}{OC}\end{array}\begin{array}{c}\overset{4}{H}\\ \overset{}{C}\\ \underset{}{H}\end{array}$$

【构效关系】
C5 位 H 为烃基取代后才能起作用
C5 位由长、有分支、有不饱和基取代则作用强而短
C5 位由苯环取代则有抗惊厥、抗癫痫作用
C2 位 O 为 S 取代则显效最快，作用时间最短如硫喷妥钠

【药理作用和临床应用】
剂量由小到大相继出现镇静、催眠、抗惊厥和麻醉作用。
镇静和催眠
中等剂量可用于各种失眠（夜间常醒、次日早醒、入睡困难）；缩短快动眼时相，易引起停药反跳现象，现已少用
抗惊厥
小儿高热、破伤风、子痫、脑膜炎、脑炎引起的惊厥，常见用药有苯巴比妥钠、异戊巴比妥
抗癫痫
癫痫大发作时，选用苯巴比妥；但对癫痫小发作无效
静脉麻醉及麻醉前给药（小手术或内窥镜检查）
选用硫喷妥钠

【体内过程】
发挥作用的快慢主要取决于各药的脂溶性高低：脂溶性高者，起效快，如硫喷妥钠
作用维持时间取决于脂溶性和消除方式：
（1）脂溶性高者，以肝代谢为主，作用维持时间短，如异戊巴比妥
（2）脂溶性低者，以原形经肾排泄为主，作用维持时间长，如苯巴比妥钠
碱化尿液可促进巴比妥类药物排泄

【不良反应】

后遗效应　宿醉现象

耐受性　本类药物是肝药酶诱导剂

依赖性　精神依赖和躯体依赖

过敏反应　剥脱性皮炎

中毒　呼吸中枢抑制

【中毒解救措施】

排除毒物

洗胃

导泻（不能用硫酸镁）

$NaHCO_3$ 碱化尿液

血液透析法

对症治疗：吸氧，静脉补液，应用升压药等

三、其他镇静催眠药

表 15-1　镇静催眠药举例

药物	特点	临床应用
水合氯醛	1. 催眠：口服 15min 起效，持续 6～8h；不影响快速眼动睡眠（REM），停药时无反跳现象；后遗效应少 2. 抗惊厥：口服或灌肠	1. 用于顽固性失眠或对其他催眠药效果不佳者 2. 大剂量抗惊厥，用于失眠、子痫、破伤风和小儿高热引起的惊厥
甲丙氨酯	有镇静催眠作用，但久用成瘾	主要用于神经官能症的紧张、焦虑状态，轻度失眠及破伤风所致肌肉紧张状态
丁螺环酮	缓解焦虑	用于抗焦虑和伴有焦虑的失眠、抑郁症。对恐怖症无效

轻松记忆

安定（地西泮）

苯二氮䓬类安定，抗惊抗癫抗焦虑。

镇静催眠兼肌松，取代巴比（妥钠）更安全。

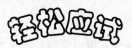

一、选择题

【A 型题】

1. 苯二氮䓬类药物作用影响的受体是

A. $5\text{-}HT_{1A}$

B. 谷氨酸

C. $GABA_A$

D. α 受体

E. β 受体

2. 地西泮抗焦虑作用的主要部位是

A. 边缘系统

B. 大脑皮质部

C. 脑干网状激活系统

D. 下丘脑

E. 黑质—纹状体通路

3. 巴比妥类药物中毒，以下方法可加速其排泄，但不可以采用哪种方法

A. 洗胃

B. 硫酸镁导泻

C. NaHCO$_3$ 碱化尿液

D. 血液透析法

E. 硫酸钠导泻

4. 不属于苯巴比妥的描述是

A. 肝药酶诱导剂

B. 目前较少用于镇静催眠

C. 通过延长 Cl$^-$ 通道开放时间，使 Cl$^-$ 内流增多，细胞膜超极化

D. 久用可致成瘾性

E. 即使较大剂量也不抑制呼吸中枢

5. 硫喷妥钠作用时间短的原因是

A. 很快在肝被代谢

B. 很快从肾被排泄

C. 很快在血液中分解

D. 在体内重新分布

E. 与血浆蛋白结合而失活

6. 不属于苯二氮䓬类的药物是

A. 氯氮䓬

B. 氟西泮

C. 奥沙西泮

D. 三唑仑

E. 甲丙氨酯

【B 型题】

A. 苯巴比妥

B. 地西泮

C. 司可巴比妥

D. 硫喷妥

E. 巴比妥

1. 起效最快的是

2. 睡眠持续时间最短的是

3. 诱导肝药酶作用最强的是

4. 又名安定

5. 又名鲁米那

【X 型题】

1. 苯二氮䓬类药物可能引起下列哪些不良反应

A. 嗜睡

B. 共济失调

C. 中枢抑制毒性

D. 成瘾性

E. 长期使用后突然停药可出现戒断症状

2. 巴比妥类药物可能出现下列哪些不良反应

A. 眩晕、困倦

B. 精神运动不协调

C. 偶致剥脱性皮炎

D. 中等剂量可轻度抑制呼吸中枢

E. 严重呼吸衰竭或颅脑损伤致呼吸抑制者禁用

3. 巴比妥类镇静催眠药的特点是

A. 小剂量即可产生抗焦虑作用

B. 突然停药易发生反跳现象

C. 长期使用突然停药可使梦魇增多

D. 长期使用突然停药可使快动眼时间延长

E. 久服可以成瘾

二、问答题

1. 苯二氮䓬类镇静催眠作用的机制是什么？

2. 巴比妥类药物的不良反应及急性中毒时的解救原则分别是什么？

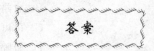

答案

一、选择题

A 型题：

1. C   2. A   3. B   4. E   5. D   6. E

B 型题：

1. D   2. C   3. A   4. B   5. A

X 型题：

1. ABCDE   2. ABCDE   3. BCDE

二、问答题

1. 与 γ-氨基丁酸受体亚型（$GABA_A$ 受体）和 Cl^- 通道复合物上的苯二氮䓬结合位点结合，诱导受体变构，促进 GABA 与 $GABA_A$ 受体结合，增加 Cl^- 通道开放的频率而增加 Cl^- 内流，增强 GABA 的抑制作用。

2. 巴比妥类药物的不良反应有：

  （1）后遗效应：宿醉现象；

  （2）耐受性：本类药物是肝药酶诱导剂；

  （3）依赖性：精神依赖和躯体依赖；

  （4）过敏反应：剥脱性皮炎；

  （5）中毒：抑制呼吸中枢。

  巴比妥类药物中毒的解救措施有：

  （1）排除毒物：洗胃、硫酸钠导泻；$NaHCO_3$ 碱化尿液或血液透析法；

  （2）对症治疗：吸氧，液体疗法；应用升压药等。

（潘　燕）

第十六章 抗癫痫药和抗惊厥药

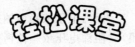

第一节 抗癫痫药

一、定义

癫痫，一种反复发作的神经系统疾病，发作时出现大脑局部病灶神经元异常高频放电并向周围组织扩散，而出现短暂的大脑功能失调。

二、癫痫发作类型

全身性发作（generalized seizures）
1. 大发作（强直—阵挛性发作）
2. 癫痫持续状态
3. 小发作（失神发作）
4. 肌阵挛性发作
局限性发作（partial seizures）
1. 单纯局限性发作
2. 复杂局限性发作（精神运动性发作）
3. 继发性强直阵挛性发作

三、癫痫发作的病因分析

癫痫发作与脑内谷氨酸（兴奋性氨基酸）和 GABA（抑制性氨基酸）失平衡有关。

四、抗癫痫药物作用机制

增强 GABA 介导的抑制性突触传递功能
阻滞离子通道：Na^+、Ca^{2+}

五、常用抗癫痫药物分类

主要用于局限性发作和大发作的药物
　1. 乙内酰脲类　苯妥英，美芬妥英，乙苯妥英
　2. 巴比妥类　苯巴比妥，扑米酮（去氧苯巴比妥）
　3. 亚氨芪类　卡马西平，奥卡西平，拉莫三嗪
主要用于失神性发作的药物：乙琥胺
广谱抗癫痫药：丙戊酸，氯硝西泮，抗痫灵

第二节　常用抗癫痫药物

一、苯妥英钠（大仑丁）

【药理作用及机制】

膜稳定作用（各种组织可兴奋膜）
- 阻滞电压依赖性钠通道
- 阻滞电压依赖性钙通道
- 抑制钙调素激酶活性

增强 GABA 的抑制性作用

【临床应用】
- 抗癫痫：治疗大发作和精神运动型发作的首选，但对小发作无效
- 治疗中枢性疼痛综合征及外周神经痛（三叉神经、坐骨神经、舌咽神经痛）
- 抗心律失常

【体内过程】
- 口服吸收良好，肌内注射吸收不规则，起效慢
- 有效血药浓度 $10\sim20\mu g/mL$
- 被肝微粒体酶代谢，剂量过大可使酶饱和，$t_{1/2}$ 延长

【不良反应】
- 神经系统反应：$>20\mu g/mL$ 共济失调；$>40\mu g/mL$ 精神错乱；$>50\mu g/mL$ 昏迷
- 慢性毒性反应，齿龈增生
- 过敏反应
- 致畸反应，胎儿苯妥英钠综合征

【药物相互作用】
- 本品是肝药酶诱导剂，加速多种药物的代谢而降低药效，如：皮质激素、奎尼丁、左旋多巴、多西环素、茶碱、口服抗凝剂
- 保泰松因竞争性结合血浆蛋白而增加本品血药浓度

二、乙琥胺

【作用机制】对 Ca^{2+} 电流有选择性阻滞作用，减弱 T 型钙离子电流，抑制 $3\,Hz/s$ 的小发作异常放电。

【临床应用】防治小发作（失神性发作）的首选药。

三、丙戊酸钠

【作用机制】
- 阻滞电压依赖性 Na^+ 通道，阻滞病灶异常放电的扩散
- 减少脑内 GABA 的代谢，增加 GABA 的生成，增强 GABA 能神经突触后抑制作用
- 减弱 T 型钙离子电流

【临床应用】广谱抗癫痫药，尤其对小发作好，但有肝毒性，不作为首选药物。

四、其他抗癫痫药物

表 16-1　其他抗癫痫药物举例

药物	临床应用	不良反应
苯巴比妥 (Phenobarbital)	大发作、癫痫持续状态、单纯部分性发作、精神运动性发作	见"镇静催眠药"章节
扑米酮	对大发作疗效优于苯巴比妥，但对部分性发作疗效不及苯妥英和卡马西平	嗜睡、共济失调、巨幼细胞贫血、白细胞和血小板减少
卡马西平 (Carbamazepine)	对各类型癫痫有效，其中对精神运动性发作和大发作疗效较好	眩晕、恶心、呕吐，少数可有粒细胞和血小板减少
苯二氮䓬类	是癫痫持续状态的首选药，硝西泮主要用于小发作和非典型失神性发作，氯硝西泮和氯巴占对各型癫痫有效	地西泮（Diazepam）静注过快可致呼吸抑制，故应缓慢静脉滴注。余见"镇静催眠药"章节

轻松记忆

抗癫痫药的选用歌诀

控制癫痫大发作，苯妥英钠是首选。

精神运动性发作，卡马西平是主药。

小发作选乙琥胺，持续状态用安定。

慢加剂量停药渐，坚持用药防骤停。

第三节　抗惊厥药

一、惊厥

中枢神经系统（CNS）过度兴奋的一种症状，表现全身骨骼肌不自主地强直性收缩，严重时可致呼吸及循环衰竭。

二、常用抗惊厥药分类

巴比妥类部分药物

苯二氮䓬类部分药物

水合氯醛

硫酸镁

三、代表药物

硫酸镁

【给药方式、药理作用及临床应用】

1. 口服　不易吸收，有利胆、泻下作用，可用于排出肠内未吸收的毒物；此外尚可用于胆囊炎、胆结石和阻塞性黄疸

2. 注射给药　抑制 CNS 和骨骼肌松弛，而抗惊厥，用于缓解子痫、破伤风等引起的惊厥；抑制心肌、扩张外周血管，而降低血压，可用于高血压危象

【作用机制】

1. Mg^{2+} 是中枢 NMDA（N-甲基-D 门冬氨酸）受体（一种谷氨酸受体亚型）的抑制性因子，调节 NMDA 受体的功能

2. Mg^{2+} 具有拮抗 Ca^{2+} 的作用，减少运动神经末梢 ACh 的释放，使骨骼肌松弛

【不良反应】

安全范围小，过量可引起呼吸抑制、血压骤降、心动过缓和传导阻滞等，甚至死亡。注射过程随时检查肌腱反射（该反射消失为呼吸抑制的先兆）。过量立即进行人工呼吸并缓慢静脉注射氯化钙或葡萄糖酸钙。

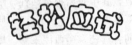

一、选择题

【A 型题】

1. 苯妥英钠不宜用于
   A. 癫痫大发作
   B. 癫痫小发作
   C. 单纯部分性发作
   D. 癫痫持续状态
   E. 精神运动性发作

2. 治疗癫痫持续状态首选
   A. 苯妥英钠
   B. 苯巴比妥
   C. 地西泮
   D. 乙琥胺
   E. 丙戊酸钠

3. 既具有抗癫痫作用又具有抗神经疼痛作用的药物是
   A. 乙琥胺
   B. 拉莫三嗪
   C. 苯巴比妥
   D. 卡马西平
   E. 地西泮

4. 下列叙述错误的是
   A. 扑米酮在体内可转变为苯巴比妥
   B. 乙琥胺肝毒性大，不作为小发作的首选药
   C. 氯硝西泮用于癫痫持续性发作
   D. 苯妥英钠刺激性大，不宜肌内注射给药
   E. 丙戊酸钠对所有类型的癫痫都有效

5. 对惊厥治疗无效的药物是
   A. 口服硫酸镁
   B. 注射硫酸镁
   C. 苯巴比妥
   D. 地西泮
   E. 水合氯醛

【B 型题】

   A. 苯巴比妥
   B. 苯妥英钠
   C. 丙戊酸钠
   D. 乙琥胺
   E. 卡马西平

1. 对癫痫小发作无效，甚至可诱发小发作的药是

2. 仅对癫痫小发作有效的药物是

3. 治疗外周神经痛最有效的抗癫痫药是

4. 对其他药物未能控制的顽固性癫痫有时可能奏效

【X 型题】

1. 对癫痫大发作有效的药物有
   A. 扑米酮
   B. 乙琥胺
   C. 拉莫三嗪
   D. 丙戊酸钠
   E. 苯妥英钠

2. 治疗惊厥有效的药物有

A. 安定

B. 水合氯醛

C. 硫酸镁

D. 苯巴比妥

E. 卡马西平

二、问答题

1. 常用抗癫痫药物有哪些？
2. 简述苯妥英钠的临床应用。

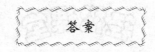

一、选择题

A 型题：

1. B　　2. C　　3. D　　4. B　　5. A

B 型题：

1. B　　2. D　　3. E　　4. C

X 型题：

1. ACDE　2. ABCD

二、问答题

1. 常用抗癫痫药物分类

（1）主要用于局限性发作和大发作的药物：

　乙内酰脲类：苯妥英、美芬妥英、乙苯妥英

　巴比妥类：苯巴比妥、扑米酮（去氧苯巴比妥）

　亚氨芪类：卡马西平、奥卡西平、拉莫三嗪

（2）主要用于失神性发作的药物：乙琥胺

（3）广谱抗癫痫药物：丙戊酸、氯硝西泮、抗痫灵

2. 苯妥英钠的临床应用

（1）抗癫痫，治疗大发作和精神运动型发作的首选药，但对小发作无效；

（2）治疗中枢性疼痛综合征及外周神经痛（三叉神经、坐骨神经、舌咽神经痛）；

（3）抗心律失常。

（潘　燕）

第十七章　治疗中枢神经系统退行性疾病药

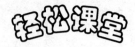

第一节　抗帕金森病药

帕金森病（Parkinson's disease，PD）是一种主要表现为进行性锥体外系功能障碍的中枢神经系统退行性疾病。PD典型表现为静止震颤、肌肉强直、运动迟缓和共济失调。按病因分为原发性、动脉硬化性、脑炎后遗症及化学药物中毒性等四类。

目前认为，帕金森病的部分病因是由于黑质病变，多巴胺（DA）合成减少，致使纹状体内DA缺乏，黑质—纹状体多巴胺能神经功能减弱，而胆碱能神经功能相对占优势所致。

经典的抗帕金森病药分为 $\left\{\begin{array}{l}\text{拟多巴胺类药} \\ \text{抗胆碱类药}\end{array}\right.$

一、拟多巴胺类药

包括多巴胺的前体药、左旋多巴的增效药、多巴胺受体激动药和促多巴胺释放药。

（一）左旋多巴（Levodopa）

又称 L-多巴（L-dopa），是多巴胺的前体。

【体内过程】

见下图。

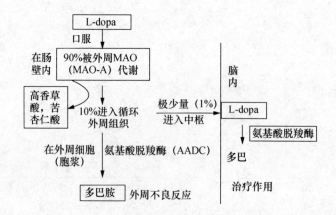

【药理作用及应用】

1. 抗帕金森病　在脑内转化为 DA，补充纹状体中 DA 之不足。

作用特点：

> 对轻症、年轻患者疗效好
> 对肌肉僵直和运动困难疗效好，对肌震颤疗效差
> 起效慢
> 对吩噻嗪类抗精神病药引起的锥体外系反应无效

2. 治疗肝昏迷：

肝昏迷"伪递质学说"，如下图所示。

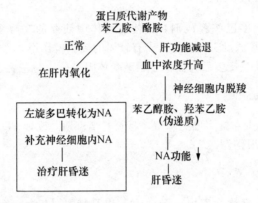

【不良反应】

1. 早期反应
   - 胃肠道反应　初期恶心、呕吐、食欲减退等；偶见溃疡出血或穿孔
   - 心血管反应　初期少数出现体位性低血压，大量 DA 蓄积可激动 β 受体引起心动过速或心律失常

2. 长期反应
   - 运动过多症
   - "开—关"现象
   - 精神障碍

【药物相互作用】

1. 不宜与维生素 B_6 合用　维生素 B_6 为多巴脱羧酶辅基，可增强左旋多巴外周副作用。

2. 不宜与吩噻嗪类抗精神病药合用　后者可引起帕金森综合征，且可阻滞中枢 DA 受体，对抗左旋多巴作用。

3. 宜与多潘立酮合用　多潘立酮为外周 DA 受体阻滞药，可减少左旋多巴外周副作用。

（二）卡比多巴（Carbidopa）

【药理作用】为氨基酸脱羧酶（AADC）抑制药，属于左旋多巴增效剂。本品不易通过血脑屏障，与左旋多巴合用可抑制外周 AADC 活性，减少 DA 在外周的生成，提高脑内 DA 浓度。单用基本无药理作用。

【临床应用】卡比多巴与左旋多巴按 1∶10 剂量合用，可使左旋多巴有效剂量减少 75％，复方制剂称为心宁美（Sinemet）。

（三）溴隐亭（Bromocriptine）

【药理作用】为 D_2 类多巴胺受体强激动药。大剂量激动黑质—多巴胺通路 D_2 受体，小剂量激动结节—漏斗通路 D_2 受体，可减少催乳素和生长激素释放。

【临床应用】①治疗帕金森病，与左旋多巴合用疗效好；②治疗泌乳闭经综合征和肢端肥大症。

（四）司来吉兰（Selegiline）

【药理作用】选择性 MAO-B 抑制剂，抑制黑质—纹状体中 MAO-B，降低脑内 DA 降解代谢，增加纹状体 DA 浓度。

【临床应用】与左旋多巴合用可增加疗效，对长期应用左旋多巴致"开—关"现象和运动障碍者应用本药可减轻症状。

（五）金刚烷胺（Amantadine）

【药理作用】①属于促多巴胺释放剂，促使纹状体中残存的完整多巴胺能神经元释放 DA；②抑制 DA 再摄取；③直接激动 DA 受体；④有较弱的抗胆碱作用。

【临床应用】疗效不及左旋多巴，但优于胆碱受体阻滞药。与左旋多巴合用有协同作用。

（六）托卡朋（Tolcapone）

通过抑制 COMT，减少左旋多巴的降解，延长其半衰期。改善 PD 患者病情，适于伴有病情波动患者。不良反应为肝损伤。

二、抗胆碱类药

苯海索（Benzhexol），又称为安坦（Artane）；**卡马特灵（Kemadrin）**，又称为开马君，其药理作用及应用与苯海索相似。

【药理作用与临床应用】

可阻滞中枢纹状体胆碱受体，但对外周胆碱受体作用较弱。临床用于治疗：

1. 帕金森病 改善流涎、震颤症状效佳，缓解僵直、运动迟缓疗效差，用于轻症及不能耐受左旋多巴的患者

2. 由利血平和吩噻嗪类药引起的锥体外系反应（迟发运动失调除外）

3. 肝豆状核变性

第二节 治疗阿尔茨海默病药

阿尔茨海默病（Alzheimer's disease，AD）是一种与年龄高度相关的、以进行性认知障碍和记忆力损害为主的中枢神经系统退行性疾病。表现为记忆力、判断力、抽象思维等一般智力丧失。

AD 主要表现为认知和记忆障碍，其主要解剖学基础为海马组织结构萎缩，功能基础为胆碱能神经兴奋传递障碍和 CNS 中 ACh 受体变性，神经元数目减少。

比较有效的治疗药物有：

胆碱酯酶（AChE）抑制剂：如他克林，多奈哌齐等

M 受体激动剂：如咕诺美林等

N-甲基-D-天冬氨酸（NMDA）受体非竞争性拮抗药：如美金刚等

一、他克林（Tacrine）

【药理作用】

可逆性抑制 AChE 活性，阻止内源性 ACh 降解而增加 ACh 含量，提高胆碱能神经功能

激动 M、N 受体，促进 ACh 释放，间接增加 NMDA、5-HT 在脑内的浓度

促进脑组织对葡萄糖利用，改善学习记忆能力

【临床应用】与卵磷脂合用治疗 AD，可提高患者的认知能力和自理能力。

【不良反应】主要为肝毒性；少数有胃肠道反应；大剂量出现胆碱综合征。

二、多奈哌齐（Donepezil）

【药理作用】

为长效 AD 对症治疗药，属于第二代胆碱酯酶抑制药。可逆性地抑制 AChE 引起的 ACh 水解，增加受体部位 ACh 含量。与他克林相比，本药对 AChE 选择亲和力高，半衰期较长，对中枢神经毒性及外周不良反应少。

【临床应用】轻、中度 AD 症。

三、呫诺美林（Xanomeline）

为目前发现的选择性最高的 M_1 受体激动剂。服用后可明显改善 AD 患者的认知功能和行为能力。

四、美金刚（Memantine）

【药理作用】

为非竞争性 NMDA 受体拮抗剂。用于中、重度阿尔茨海默病（老年痴呆）患者。

【临床应用】

可直接激动多巴胺受体，并促进多巴胺释放。可用于震颤麻痹综合征。

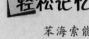

轻松记忆

苯海索能抗胆碱，
中枢作用最明显，
震颤僵直效果好，
动作迟缓它无效。

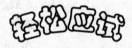

一、名词解释

1. 帕金森病

2. 阿尔茨海默病

二、选择题

【A 型题】

1. 关于 L-dopa 的叙述哪项是错误的
   A. 口服后 0.5～2h 血浆浓度达峰值
   B. 高蛋白饮食可减低其生物利用度
   C. 进入中枢神经系统的 L-dopa 不足用量的 1%
   D. 作用快，初次用药数小时可明显见效
   E. 外周脱羧形成的多巴胺是造成不良反应的主要原因

2. 关于卡比多巴的描述哪项是正确的

   A. 容易透过血脑屏障
   B. 抑制单胺氧化酶 A 亚型
   C. 抑制单胺氧化酶 B 亚型
   D. 转变成假神经递质卡比多巴胺
   E. 抑制氨基酸脱羧酶（AADC）

3. 关于 L-dopa 的描述哪一项是错误的
   A. 对抗精神病药物引起的帕金森症无效
   B. 对老年性血管硬化引起的帕金森症有效
   C. 长期应用可导致蛋氨酸缺乏
   D. 对震颤症状疗效好而对肌肉僵直和运动困难疗效差

E. 起效慢，但疗效持久

4. 苯海索治疗帕金森病的作用机制是
   A. 阻滞中枢胆碱受体，减弱黑质—纹状体通路中乙酰胆碱的作用
   B. 阻滞多巴胺受体，降低黑质—纹状体通路中多巴胺的作用
   C. 兴奋多巴胺受体，增强黑质—纹状体通路中多巴胺的作用
   D. 兴奋中枢的胆碱受体，增强黑质—纹状体通路中乙酰胆碱的作用
   E. 抑制 5-羟色胺在脑中的生成和作用

5. 左旋多巴对哪种药物引起的锥体外系不良反应无治疗作用
   A. 地西泮
   B. 扑米酮
   C. 氯丙嗪
   D. 丙咪嗪
   E. 尼可刹米

6. 左旋多巴对抗精神病药物引起的锥体外系反应作用无效，原因是抗精神病药物
   A. 阻滞阿片受体
   B. 阻滞 M 受体
   C. 激动阿片受体
   D. 阻滞 DA 受体
   E. 激动 DA 受体

7. 与左旋多巴合用可降低其疗效的维生素是
   A. 维生素 A
   B. 维生素 B_1
   C. 维生素 B_2
   D. 维生素 B_6
   E. 维生素 B_{12}

8. 左旋多巴治疗帕金森病的作用机制为
   A. 抑制 DA 的再摄取
   B. 阻滞中枢的胆碱受体
   C. 激动中枢的胆碱受体
   D. 补充纹状体中 DA 的不足
   E. 直接激动中枢 DA 受体

9. 选择性最强的 M_1 受体激动剂是
   A. 他克林
   B. 呫诺美林

C. 加兰他敏
   D. 苯海索
   E. 溴隐亭

10. 溴隐亭治疗帕金森病的作用机制是
    A. 直接激动中枢的多巴胺受体
    B. 阻滞中枢胆碱受体
    C. 抑制多巴胺的再摄取
    D. 激动中枢胆碱受体
    E. 补充纹状体多巴胺的不足

11. 司来吉兰属于哪类抗帕金森药
    A. 单胺氧化酶 B 抑制药
    B. 多巴脱羧酶辅酶
    C. COMT 抑制药
    D. 中枢 DA 受体阻滞药
    E. 中枢 DA 受体激动药

12. 有关金刚烷胺的描述错误的是
    A. 起效快，维持时间短
    B. 抗胆碱作用较弱
    C. 提高多巴胺受体的敏感性
    D. 与左旋多巴合用有协同作用
    E. 促进多巴胺释放

13. 左旋多巴的不良反应是由以下哪种原因造成的
    A. 在脑内转变为去甲肾上腺素
    B. 对 α 受体有激动作用
    C. 对 β 受体有激动作用
    D. 在外周转变为多巴胺
    E. 在脑内形成大量多巴胺

14. 左旋多巴治疗肝性脑病（肝昏迷）是由于
    A. 在脑内脱羧形成多巴胺
    B. 在脑内转变成去甲肾上腺素
    C. 进入脑内直接发挥作用
    D. 增加肝的解毒能力
    E. 减少脑内苯乙醇胺的含量

15. 下列哪个药物单用无抗帕金森病作用
    A. 苯海索
    B. 金刚烷胺
    C. 左旋多巴
    D. 溴隐亭
    E. 卡比多巴

二、问答题

1. 抗帕金森病药物按作用机制可分为哪几类？列举其代表药物。
2. 简述左旋多巴的药理作用与临床应用。
3. 治疗帕金森病时将左旋多巴与卡比多巴合用的依据是什么？
4. 论述他克林治疗阿尔茨海默病的机制。

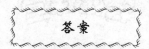

答案

一、选择题

A 型题：

1. D 2. E 3. D 4. A 5. C 6. D 7. D 8. D 9. B 10. A
11. A 12. C 13. D 14. B 15. E

二、问答题

（略）

（李卫东）

第十八章　抗精神失常药

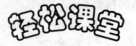

精神失常是由多种原因引起的精神活动障碍的一类疾病。治疗这类疾病的药物统称为抗精神失常药。

第一节　抗精神病药

抗精神病药主要用于治疗精神分裂症及其他精神失常的躁狂症状。

将抗精神病药按化学结构分为吩噻嗪类、硫杂蒽类、丁酰苯类和其他类药物。

一、吩噻嗪类

氯丙嗪（Chlorpromazine），又称为冬眠灵（Wintermin）。

【药理作用及作用机制】

1. 中枢神经系统

（1）抗精神病作用：可迅速控制兴奋躁动，使幻觉、妄想、躁狂及精神运动性兴奋逐渐消失，恢复理智，情绪安定，生活可以自理。

机制：氯丙嗪等吩噻嗪类药物通过拮抗中脑—边缘系统及中脑—皮质系统的 D_2 样受体而发挥疗效。

（2）镇吐作用：具有较强的镇吐作用。氯丙嗪拮抗延髓第四脑室催吐化学感受区（CTZ）的 D_2 受体，可对抗去水（阿扑）吗啡的催吐作用，大剂量直接抑制呕吐中枢。对刺激前庭引起的呕吐无效。

（3）对体温调节的影响：抑制下丘脑体温调节中枢，使体温调节失灵，因而人体体温随环境温度变化而变化。不仅降低发热体温，也能略降正常体温。

2. 自主神经系统：拮抗 α 受体，可致血管扩张，血压下降，可翻转肾上腺素的升压效应；拮抗 M 胆碱受体的作用较弱，引起口干、便秘、视物模糊。

3. 内分泌系统　阻滞结节—漏斗处 DA 通路的 D_2 受体，产生以下作用：

（1）减少下丘脑释放催乳素抑制因子，使催乳素分泌增加；

（2）抑制促性腺素释放激素分泌，使促卵泡激素和黄体生成素释放减少；

（3）抑制促肾上腺皮质激素和生长激素分泌。

轻松记忆

抗精神病药氯丙嗪的作用

> 拮抗 DαM 受体，
> 边皮纹斗四通道，
> 三大系统均涉及，
> 锥体外系逃不掉。

解释："DαM 受体"——指 DA、α 及 M 受体。"边皮纹斗四通道"——指中脑—边缘系统、中脑—皮质通道、黑质—纹状体通路和结节—漏斗通路。"三大系统均涉及"——中枢神经系统、内分泌系统和自主神经系统。"锥体外系逃不掉"——可出现帕金森综合征、静止震颤、急性肌张力障碍和迟发性运动障碍。

【临床应用】

治疗各型精神分裂症，也用于治疗躁狂症及其他精神病伴有的兴奋、紧张及妄想等症状。

治疗呕吐和顽固性呃逆 对由多种疾病及某些药物引起的呕吐有效。

低温麻醉和人工冬眠 与物理降温配合可用于低温麻醉；与某些中枢抑制药（哌替啶、异丙嗪）合用使患者处于深睡，体温、代谢及组织耗氧量降低状态，称为人工冬眠疗法。用于严重感染，中毒性高热及甲状腺危象等病症的辅助治疗。

【不良反应】

1. 常见不良反应 中枢抑制症状（嗜睡等）、M 受体拮抗症状（视物模糊、口干等）、α 受体拮抗症状（鼻塞、直立性低血压）等。长期应用可致乳房肿大、闭经及生长减慢。

2. 锥体外系反应

长期大量服用可出现*：

（1）帕金森综合征：肌张力增高、面容呆板、动作迟缓、震颤、流涎等；

（2）急性肌张力障碍：舌、面、颈及背部肌肉痉挛，患者出现强迫性张口、伸舌、斜颈、呼吸运动障碍及吞咽困难；

（3）静坐不能：患者坐立不安，反复徘徊。

*症状可用抗胆碱药安坦缓解。

部分长期用药者还可出现：少见的迟发性运动障碍或迟发性多动症。

3. 精神异常 如意识障碍、萎靡、幻觉等。

4. 惊厥与癫痫 少数人会发生。

5. 过敏反应

6. 心血管和内分泌系统反应 直立性低血压、心律失常等；乳房肿大、停经、儿童生长迟缓等。

7. 急性中毒

常用的吩噻嗪类抗精神病药作用特点比较，见表18-1。

轻松记忆

氯丙嗪的临床应用

> 氯丙嗪抗精神病，
> 镇静止吐兼降温，
> 人工冬眠显奇功，
> Ⅰ型精神病它最行。

表 18-1　常用的吩噻嗪类抗精神病药作用比较

药物	抗精神病剂量 (mg/d)	作　用		
		镇静作用	锥体外系反应	降压作用
氯丙嗪	25～300	+++	++	+++（肌内注射）++（口服）
氟奋乃静	2～20	+	+++	++
三氟拉嗪	5～20	+	+++	+
奋乃静	8～32	++	+++	+
硫利达嗪	150～300	+++	+	+++

注：+++强，++次强，+弱

二、硫杂蒽类

代表药：**氯普噻吨（Chlorprothixene）**，又名泰尔登（Tardan）。其抗精神分裂症和抗幻觉、妄想作用比氯丙嗪弱，但镇静作用强；而抗肾上腺素作用和抗胆碱作用较弱，有较弱的抗抑郁作用。适用于伴有焦虑或焦虑性抑郁的精神分裂症、焦虑性神经官能症、更年期抑郁症等。副作用与氯丙嗪相似。

三、丁酰苯类

代表药为**氟哌啶醇（Haloperidol）**，其作用及作用机制与吩噻嗪类相似。抗精神病作用及锥体外系反应均很强，镇静、降压作用弱。用于治疗以兴奋躁动、幻觉、妄想为主的精神分裂症及躁狂症。镇吐作用较强，用于多种疾病及药物引起的呕吐，对持续性呃逆也有效。锥体外系不良反应发生率高，大量长期应用可致心肌损伤。同类药物**氟哌利多（Droperidol）**作用维持时间短，临床常与镇痛药芬太尼合用于神经安定麻醉术。

四、其他类

1. 五氟利多（Penfluridol）　为长效抗精神病药，每周口服一次即可维持疗效。疗效与氟哌啶醇相似，但无明显镇静作用；副作用为锥体外系反应。用于急、慢性精神分裂症，尤其适用于慢性患者维持与巩固疗效。

2. 舒必利（Sulpiride）　对急、慢性精神分裂症疗效较好，对长期用其他药物无效的难治病例也有一定疗效。无明显镇静作用，对自主神经系统几无影响，不良反应少，锥体外系反应轻微。本药还有抗抑郁作用，也可用于治疗抑郁症。

3. 氯氮平（Clozapine）　抗精神病作用较强，对其他药物无效的病例仍可有效，也适用于慢性精神分裂症。几无锥体外系反应，这可能与氯氮平有较强的抗胆碱作用有关。可引起粒细胞减少或缺乏。

第二节　抗躁狂症药

抗躁狂症药（antimanic drugs）主要用于躁狂症的治疗。抗精神病药物常用来治疗躁狂症，一些抗癫痫药如卡马西平和丙戊酸钠等对躁狂症也有效。典型抗躁狂药是锂制剂。

碳酸锂（Lithium carbonate）

治疗量锂盐可使躁狂症发作者言语、行为恢复正常。

【药理作用】

1. 可抑制脑内 NA 及 DA 的释放，并促进其再摄取，使突触间隙 NA 浓度降低，从而产生抗躁狂作用。

2. 能抑制脑组织中肌醇生成，减少 PIP2 的含量，干扰脑内 PIP2 系统第二信使的代谢，从而发挥其抗躁狂作用。

3. 可促进 5-羟色胺合成，有助于情绪稳定。

【临床应用】用于治疗躁狂症。对精神分裂症的兴奋躁动也有效，与抗精神病药合用疗效较好，可减少抗精神病药的剂量。

【不良反应】

1. 用药初期有恶心、呕吐、腹泻、疲乏、肌肉无力、肢体震颤、口干、多尿。

2. 中毒表现为中枢神经症状，如意识障碍、昏迷、肌张力增高、深反射亢进、共济失调、震颤及癫痫发作。

3. 静注生理盐水可加速锂的排泄、减轻不良反应。

第三节　抗抑郁药

抗抑郁药（antidepressant drugs）是主要用于治疗抑郁症状的药物。

一、三环类抗抑郁药

包括丙米嗪、阿米替林、氯米帕明、多塞平等。

丙米嗪（Imipramine）

【药理作用】

1. 中枢神经系统　对抑郁症患者可提高情绪，振奋精神，明显抗抑郁。

作用机制：抑制突触前膜对 NA 和（或）5-HT 的再摄取，使突触间隙的 NA 浓度升高，促进突触传递功能而发挥抗抑郁作用。

2. 自主神经系统　能阻滞 M 胆碱受体，引起阿托品样作用。

3. 心血管系统　能降低血压，抑制多种心血管反射，易致体位性低血压及心律失常。

【临床应用】用于各型抑郁症的治疗。对内源性、反应性及更年期抑郁症疗效较好，对精神分裂症的抑郁状态疗效差。

【不良反应】

1. M 胆碱受体阻滞作用　引起口干、视物模糊、便秘等；

2. 影响心血管系统　引起体位性低血压等。

二、NA 摄取抑制药

（一）地昔帕明（Desipramine），又名：去甲丙米嗪（Desmethylimipramine）

【药理作用】为强的 NA 摄取抑制剂，对 DA 的摄取也有抑制作用。
【临床应用】用于轻、中度抑郁症的治疗。

（二）马普替林（Maprotiline）

【药理作用】为 NA 再摄取选择性抑制剂，对 5-HT 摄取几无影响。
【临床应用】用于治疗抑郁症。

三、5-HT 再摄取抑制药

氟西汀（Fluoxetine），又名：百忧解（Prozac）

同类药物有：帕罗西汀（Paroxetine）、舍曲林（Sertraline）等。

【药理作用】为强效选择性 5-HT 摄取抑制剂。

【临床应用】用于治疗抑郁症和神经性贪食症。

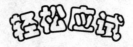

一、名词解释

1. 人工冬眠疗法
2. 锥体外系反应
3. 抗精神病药
4. 抗抑郁药

二、选择题

【A 型题】

1. 关于氯丙嗪的叙述哪一项是错误的
   A. 可对抗去水吗啡的催吐作用
   B. 抑制呕吐中枢
   C. 能阻滞 CTZ 的 DA 受体
   D. 可治疗各种原因所致的呕吐
   E. 可制止顽固性呃逆

2. 下列哪种药物不属于吩噻嗪类抗精神病药
   A. 氯丙嗪
   B. 奋乃静
   C. 三氟拉嗪
   D. 硫利达嗪
   E. 氯普噻吨

3. 关于抗精神病药的临床应用哪一项是错误的
   A. 可减弱中枢抑制药的作用
   B. 可用于躁狂—抑郁症的躁狂状态
   C. 氯丙嗪对放射治疗引起的呕吐有效
   D. 其对内分泌影响，不适用于侏儒症
   E. 氯丙嗪作为"冬眠合剂"成分用于严重创伤和感染

4. 下述关于丙米嗪（米帕明）的作用描述哪一项是错误的
   A. 拟交感作用
   B. 阿托品样作用

C. 增强外源性去甲肾上腺素作用
   D. 镇静作用
   E. 提高惊厥阈值

5. 碳酸锂的不良反应下述哪项是错误的
   A. 恶心、呕吐
   B. 口干、多尿
   C. 肌无力、肢体震颤
   D. 使胰岛素分泌减少，加重糖尿病症状
   E. 过量可引起意识障碍，共济失调

6. 氯丙嗪的作用下述哪项是错误的
   A. 使攻击性动物变得驯服
   B. 耗竭脑内儿茶酚胺和 5-羟色胺
   C. 降低发烧体温和正常体温
   D. 增加麻醉药和催眠药的作用
   E. 抑制阿扑吗啡的呕吐效应

7. 主要用于治疗精神病的药物中哪种的锥体外系副作用轻微
   A. 氯丙嗪
   B. 氟奋乃静
   C. 三氟拉嗪
   D. 氯氮平
   E. 泰尔登

8. 氯丙嗪引起锥体外系症状的机制是
   A. 阻滞了黑质纹状体通路上的多巴胺受体
   B. 兴奋中枢 M 胆碱受体
   C. 阻滞了黑质纹状体的 M 胆碱受体

D. 阻滞了大脑边缘系统的多巴胺受体

E. 兴奋了黑质纹状体通路上的多巴胺受体

9. 碳酸锂主要用于治疗的疾病是

A. 精神分裂症

B. 抑郁症

C. 躁狂症

D. 焦虑症

E. 癫痫

10. 关于抗精神病药的临床应用描述中哪一项是错误的

A. 主要用于治疗精神分裂症

B. 可用于抗癫痫

C. 氯丙嗪对放射治疗引起的呕吐有效

D. 加强中枢抑制药的作用

E. 氯丙嗪作为"冬眠合剂"的成分，用于严重创伤和感染

11. 下列对氯丙嗪的叙述哪一项是错误的

A. 对体温调节的影响与周围环境有关

B. 抑制体温调节中枢

C. 只降低发热者体温

D. 在高温环境下使体温升高

E. 在低温环境下使体温降低

12. 锥体外系反应较轻的药物是

A. 氯丙嗪

B. 奋乃静

C. 氟奋乃静

D. 硫利达嗪

E. 三氟拉嗪

13. 氯丙嗪引起的视物模糊、心动过速和口干是由于因为阻滞了哪种受体

A. 多巴胺受体

B. M胆碱受体

C. N胆碱受体

D. α肾上腺素受体

E. β肾上腺素受体

14. 可增加镇痛作用，用于神经安定麻醉术的药物是

A. 氟哌啶醇

B. 氟奋乃静

C. 氟哌利多

D. 氯普噻吨

E. 五氟利多

15. 丙米嗪最常见的副作用是

A. 锥体外系反应

B. 甲状腺功能减退

C. 阿托品样副作用

D. 升高血脂

E. 有奎尼丁样作用

三、问答题

1. 临床最常用的抗精神病药有哪几类？（请列举具体药名）
2. 氯丙嗪的药理作用、作用机制及临床用途是什么？
3. 氯丙嗪长期大量应用为什么会出现锥体外系反应？
4. 简述氯丙嗪的主要不良反应。

答案

一、名词解释

（略）

二、选择题

A型题：

1. D　　2. E　　3. A　　4. E　　5. D　　6. B　　7. D　　8. A　　9. C　　10. B

11. C　　12. D　　13. B　　14. C　　15. C

三、问答题

（略）

（李卫东）

第十九章 镇痛药

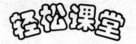

本章介绍的镇痛药属于麻醉性镇痛药，或称成瘾性镇痛药，可激动中枢神经系统特定部位的阿片受体而产生镇痛作用。绝大多数归属于管制药品之列。

第一节 阿片类生物碱

吗啡（Morphine）

【药理作用】

1. 中枢神经系统

镇痛：对绝大多数急性痛和慢性痛镇痛效果良好；

镇静、致欣快作用：可改善因疼痛引起的焦虑、紧张、恐惧等情绪反应；

抑制呼吸：抑制呼吸中枢，使呼吸频率减慢、潮气量减少，对 CO_2 敏感性降低；

镇咳：抑制延髓咳嗽中枢。但因本品易成瘾不用于镇咳；

缩瞳：中毒特征则为针尖样瞳孔；

其他：初期给药可引起恶心、呕吐（刺激化学感受器）；降低血浆促肾上腺皮质激素（ACTH）等浓度。

2. 平滑肌

胃肠道：减慢蠕动，抑制消化液分泌和排便反射，致便秘；

胆道：使胆道括约肌痉挛性收缩，胆道排空受阻，胆囊内压提高；

膀胱：收缩膀胱括约肌，致尿潴留；

支气管：大剂量使支气管平滑肌收缩。

3. 心血管系统

促进中枢组胺的释放——引起体位性低血压；

体内 CO_2 蓄积可引起脑血管扩张——升高颅内压。

4. 免疫系统　有抑制作用。

【作用机制】

吗啡类药物作用于阿片受体后，可引起突触后膜超极化，使某些神经末梢递质的释放减少，从而阻滞神经冲动的传递，产生镇痛等各种效应。例如当痛觉刺激感觉神经末梢时，冲动传入脊髓胶质区引起 P 物质释放，再作用于相应的受体，将冲动传至中枢引起疼痛。已发现脊髓胶质区也有阿片受体的存在，实验提示脑啡肽可能通过抑制 P 物质的释放而干扰痛觉冲动传入中枢（图 19-1）。

吗啡类药物对不同型的阿片受体的亲和力和内在活性也不完全相同，并能与多个部位的阿片受体分别结合（见表 19-1、表 19-2）。

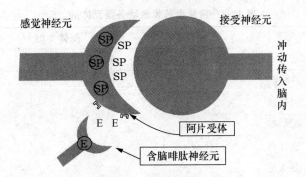

E：脑啡肽； SP：P物质

图 19-1　含脑啡肽的神经元与疼痛

含脑啡肽的神经元释放脑啡肽，后者与感觉神经末梢上阿片受体结合，减少感觉神经末梢在疼痛刺激时释放的 P 物质，从而阻止痛觉冲动传入脑内。

表 19-1　阿片受体与效应的关系

效应	受体		
	μ	δ	κ
脊上镇痛	＋	＋	＋
呼吸抑制	＋	－	±
缩瞳	＋＋	＋	＋
臂镇痛	＋	－	＋
止咳	＋	－	－
戒断症状	＋	－	±
镇静	＋		＋
欣快	＋		焦虑
抑制胃肠推进性蠕动	＋		±
免疫抑制	＋		

注：脊上镇痛——阿片脊髓上镇痛；臂镇痛——脑桥臂旁核。＋＋：很强；＋：强；±：一般；－：弱/无。

轻松记忆

镇痛药吗啡的特点：

三镇抑呼吸
兴奋平滑肌
瞳孔针眼细

解释为："三镇"—镇痛，镇静，镇咳。"抑呼吸"—抑制呼吸。"兴奋"—兴奋平滑肌。"瞳孔针眼细"—中毒时表现为针尖样瞳孔。

表 19-2　阿片类药物激动各型受体的比较

药物		受体类型			
		μ	δ	κ	σ
激动药	吗啡	＋＋＋	＋	＋＋	－
	可待因	＋	＋	＋	
	哌替啶	＋＋	＋	＋	
	埃托啡	＋＋＋	＋＋＋	＋＋＋	
	芬太尼	＋＋＋	＋	－	－
部分激动药	喷他佐辛	＋*		＋＋	＋
	螺丙吗啡	＋＋	（＋）	（＋＋）	
	丁丙诺啡	（＋＋＋）	－	－	
拮抗药	纳洛酮	＋＋＋	＋	＋	＋
	纳曲酮	＋＋＋	＋＋	＋＋	＋

注：（＋）表示为部分激动药；* 拮抗作用

【临床应用】

1. 镇痛　用于多种原因引起的疼痛。因易成瘾，只短期用于其他镇痛药无效的急性剧痛。用于心肌梗死引起的疼痛。胆绞痛和肾绞痛时需与解痉药阿托品合用。

2. 用于心源性哮喘，机制为：

降低呼吸中枢对 CO_2 敏感性，使急促浅表呼吸得以缓解；

扩张外周血管，降低心脏前、后负荷，减轻肺水肿；

镇静作用有利于消除患者焦虑、恐惧情绪，间接减轻心脏负担。

3. 止泻　可用于慢性消耗性腹泻，常用阿片酊、樟脑酊。

【不良反应】

1. 一般副作用　恶心呕吐、呼吸抑制、眩晕、便秘、排尿困难和胆绞痛等。

2. 耐受性及成瘾性　长期反复使用效力渐弱，产生耐受性、成瘾。

3. 急性中毒　用量过大出现昏迷、瞳孔针尖样变、呼吸抑制、血压降低甚至休克，其致死原因为呼吸麻痹。抢救措施为人工呼吸、吸氧。纳洛酮对解除呼吸抑制效果明显。

第二节　人工合成镇痛药

一、哌替啶（Pethidine）

又名：杜冷丁（Dolantin）

【药理作用】

1. 中枢神经系统　与吗啡相似，作用于阿片受体，但持续时间较吗啡短，镇痛效力弱于吗啡。兴奋延脑 CTZ，增加前庭敏感性，易致眩晕、恶心、呕吐。

2. 平滑肌　提高胃肠道平滑肌及括约肌张力，减少推进性蠕动，但作用时间短，不引起便秘，无止泻作用。可引起胆道括约肌痉挛。

3. 心血管系统　治疗量可致体位性低血压。因抑制呼吸，可使体内 CO_2 蓄积，脑血管扩张而致脑脊液压力升高。

【临床应用】

用于各种剧痛，如创伤性疼痛、手术后疼痛、内脏绞痛和晚期癌痛。因新生儿对哌替啶抑制呼吸作用敏感，产妇于临产前 2~4h 内不宜用。

心源性哮喘：可替代吗啡。

麻醉前给药及人工冬眠：哌替啶的镇静作用可消除患者手术前紧张、恐惧情绪，减少麻醉药用量。本药与氯丙嗪、异丙嗪合用组成冬眠合剂可用于人工冬眠疗法。

二、美沙酮（Methadone）

药理作用与吗啡相似，镇痛强度与吗啡相当，但持续时间较长，耐受性与成瘾性发生较慢，戒断症状略轻，且易于治疗。抑制呼吸、缩瞳、引起便秘及升高胆道内压力副作用都较吗啡轻。口服后再注射吗啡不易出现欣快感和戒断症状。用于创伤、手术及晚期癌症所致剧痛及治疗吗啡、海洛因成瘾。

三、芬太尼（Fentanyl）

镇痛效力为吗啡的 100 倍，属于短效镇痛药。用于各种剧痛。与全身、局部麻醉药合用，可减少麻醉药用量。与氟哌啶合用具有安定镇痛作用。本药成瘾性小。

四、曲马多（Tramadol）

具有弱的 μ 受体激动作用，其镇痛作用强度与喷他佐辛相似。治疗剂量下不抑制呼吸，不影响心血管功能，不产生便秘。用于中、重度急慢性疼痛。

> **轻松记忆**
>
> 吗啡杜冷丁，很强成瘾性，
> 呼吸抑制重，慎重选择用，
> 镇痛作用灵，心性哮喘停，
> 过量要中毒，拮抗纳络酮。

第三节　其他阿片受体相关药物

此类药物在小剂量应用时可激动某型阿片受体，呈现镇痛作用。

一、喷他佐辛（Pentazocine）

又名镇痛新（Fortalin），主要激动 κ、σ 受体，但可拮抗 μ 受体。

【药理作用】镇痛效力为吗啡的 1/3，呼吸抑制作用为吗啡的 1/2。兴奋胃肠道平滑肌作用弱于吗啡。本药有拮抗 μ 受体作用，因此成瘾性小，在药政管理上已列入非麻醉品。

【临床应用】本药能减弱吗啡的镇痛作用；对吗啡已产生耐受性的患者，可促进戒断症状的产生。用于各种慢性剧痛。

二、纳洛酮（Naloxone）

化学结构与吗啡相似，对四种类型阿片受体均有拮抗作用。本身无明显药理效应及毒性，但对吗啡中毒注射小剂量即能迅速翻转吗啡作用，对吗啡成瘾者可诱发戒断症状。用于解救吗啡类药物急性中毒时的呼吸抑制及中枢抑制症状，复苏昏迷。

轻松应试

一、名词解释

成瘾性镇痛药

二、选择题

【A 型题】

1. 吗啡的下述药理作用哪项是错误的
   A. 镇痛作用
   B. 抑制食欲作用
   C. 镇咳作用
   D. 呼吸抑制作用
   E. 止泻作用

2. 吗啡下述作用哪项是错误的
   A. 缩瞳作用
   B. 催吐作用
   C. 欣快作用
   D. 脊髓反射抑制作用
   E. 镇静作用

3. 吗啡 10mg/d 连用一个月，下述哪种作用不会产生耐受性
   A. 镇痛
   B. 镇咳
   C. 缩瞳
   D. 欣快
   E. 呼吸抑制

4. "冬眠合剂 Ⅰ 号"是指下述哪一组药物
   A. 苯巴比妥＋异丙嗪＋吗啡
   B. 苯巴比妥＋氯丙嗪＋吗啡
   C. 氯丙嗪＋异丙嗪＋吗啡
   D. 氯丙嗪＋异丙嗪＋哌替啶
   E. 氯丙嗪＋阿托品＋哌替啶

5. 下述说法中，错误的一项是
   A. 喷他佐辛不属于麻醉性镇痛药
   B. 吗啡引起的呕吐可用氯丙嗪对抗
   C. 吗啡在不影响其他感觉的剂量即可镇痛
   D. 麻醉性镇痛药的基本特点均与吗啡相似
   E. 纳洛酮可以拮抗各种药物引起的呼吸抑制作用

6. 下述说法中，正确的一项是
   A. 可待因的镇咳作用比吗啡弱
   B. 纳洛酮可用于治疗严重的吗啡戒断症状
   C. 吗啡溶液滴眼会形成针尖样瞳孔
   D. 可待因常作为解痉药使用
   E. 喷他佐辛的躯体依赖强度类似哌替啶

7. 哪一种情况下可以使用吗啡
   A. 颅脑损伤，颅压升高
   B. 急性心源性哮喘
   C. 支气管哮喘呼吸困难
   D. 肺源性心脏病（肺心病）呼吸困难
   E. 分娩过程止痛

8. 下述哪种药可以最有效地缓解海洛因成瘾者的戒断症状
   A. 吗啡
   B. 可待因
   C. 纳洛酮
   D. 喷他佐辛
   E. 对乙酰氨基酚

9. 对麻醉性镇痛药的特征描述正确的是
   A. 最大效能与成瘾性之比是一常数
   B. 长期应用其缩瞳和止泻作用首先耐受
   C. 兼有激动和拮抗受体的药其镇痛作用是最弱的
   D. 很多效应是与脑内阿片肽类相同的
   E. 镇痛部位主要在感觉神经的末梢

10. 吗啡不具有下列哪项作用
    A. 提高小肠平滑肌张力
    B. 止咳
    C. 导泻
    D. 呼吸抑制
    E. 催吐

11. 吗啡急性中毒不包括以下哪种表现
    A. 昏迷
    B. 瞳孔散大
    C. 针尖样瞳孔
    D. 呼吸高度抑制
    E. 血压降低甚至休克

12. 下述哪个药可以拮抗吗啡急性中毒时的呼吸抑制
    A. 安定
    B. 可待因
    C. 纳洛酮
    D. 喷他佐辛
    E. 对乙酰氨基酚

13. 吗啡不会产生下述哪项作用
    A. 呼吸抑制
    B. 止咳作用
    C. 体位性低血压
    D. 肠道推进性蠕动增加
    E. 支气管平滑肌收缩

14. 慢性钝痛时不宜选用吗啡的主要理由是
    A. 对钝痛效果差
    B. 治疗量即抑制呼吸
    C. 可致便秘
    D. 易成瘾
    E. 易引起体位性低血压

15. 对某些阿片受体有激动作用，对另一些受体又有拮抗作用的药物是
    A. 镇痛新
    B. 可待因
    C. 哌替啶
    D. 美沙酮
    E. 纳络酮

三、问答题

1. 请简述吗啡的药理作用、作用机制和临床应用。
2. 哌替啶的药理作用、作用机制和临床应用有哪些？
3. 吗啡镇痛与产生欣快的中枢部位是哪里？
4. 简述哌替啶的药理作用、用途及主要不良反应。
5. 吗啡用于治疗心源性哮喘的作用机制是什么？

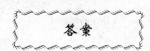

答案

一、名词解释

（略）

二、选择题

A 型题：

1. B　　2. D　　3. C　　4. D　　5. E　　6. A　　7. B　　8. A　　9. D　　10. C
11. B　　12. C　　13. D　　14. D　　15. A

三、问答题

（略）

（李卫东）

第二十章 解热镇痛药

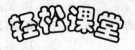

第一节 概论

解热镇痛药是一类具有解热、镇痛，而且大多数具有抗炎、抗风湿作用的药物。因本类药物化学结构和抗炎作用机制与肾上腺皮质激素不同，也被称为非甾体抗炎药（non-steroidal anti-inflammatory drugs，NSAIDs）。

一、药理作用机制

本类药物基本作用是抑制体内前列腺素（prostaglandin，PG）合成。PG 参与人体发热、疼痛、炎症、血栓形成及速发型过敏反应等多种生理、病理过程。PG 前体物花生四烯酸（arachidonic acid，AA）分别经环加氧酶（COX）和 5-脂氧酶途径代谢为 PG、血栓素 A_2（thromboxane，TXA_2）和白三烯（leukotrienes，LT）等（见图 20-1、图 20-2）。本章所列药物均可抑制 COX 活性，阻止 PG 合成，产生解热、镇痛和抗炎等作用。药物的作用环节见图 20-3。

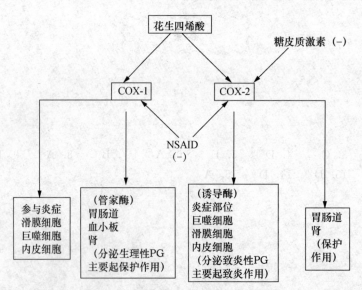

图 20-1 环加氧酶的种类、调节和功能示意图

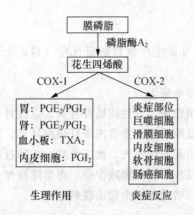

图 20-2 环加氧酶的两种同工酶及功能

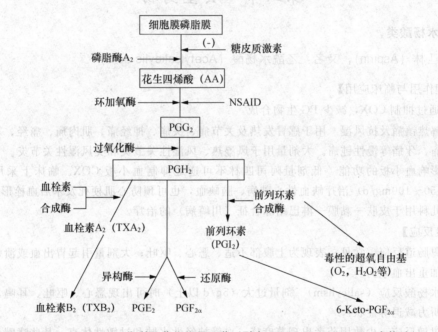

图 20-3 COX、AA 代谢及药物作用环节（引自 Santana-Sabagan E.，有修改）

二、药理作用

1. 抗炎作用 除苯胺类外各药均有强抗炎、抗风湿作用。其作用机制是抑制体内 COX 的生物合成，进而抑制 PG 的合成，消除 PG 对致炎物质增敏作用从而达到抗炎作用。大剂量稳定溶酶体膜，抑制溶酶体酶释放，减轻炎性肿胀，缓解疼痛。

2. 镇痛作用 有中等程度镇痛作用，对慢性钝痛效果好，对创伤性剧痛和内脏平滑肌绞痛几乎无效。机制是能有效抑制 COX，抑制 PG 的合成，使局部痛觉感受器对缓激肽等致痛物质的敏感性降低。

3. 解热作用 抑制中枢 PG 合成，使体温调定点恢复正常，增强散热，起到解热作用。本类药物降低发热者体温，对正常体温几无影响。

4. 其他 部分药物具有抗血栓作用，主要是通过抑制 COX 而对血小板聚集有不可逆的抑制作用；抗肿瘤作用以及预防和延缓阿尔茨海默病发病等作用。

三、常见不良反应

1. 胃肠道反应　长期服用可发生严重胃肠道反应（胃、十二指肠溃疡、胃出血甚至穿孔等）；合用米索前列醇可减轻。

2. 皮肤反应　包括皮疹、荨麻疹等。

3. 肾损害　长期应用引起蛋白尿、急性间质性肾炎、急性肾衰竭等。

4. 肝损伤　轻者可引起转氨酶升高，重者出现肝细胞坏死、肝炎等。

5. 心血管系统　长期应用引起心律不齐、血压升高、心动过速等。

6. 血液系统　引起血小板减少、粒细胞减少症、再生障碍性贫血。

7. 其他　可见头晕、头痛、嗜睡等，个别出现精神错乱。

第二节　典型药物

一、水杨酸类

阿司匹林（Aspirin），又名：乙酰水杨酸（Acetylsalicylic acid）

【药理作用与临床应用】

本品通过抑制 COX，减少 PG 生物合成。

1. 解热镇痛及抗风湿　用于感冒发热及关节痛、头痛、神经痛、肌肉痛、痛经、术后伤口痛、牙痛等慢性钝痛。大剂量用于风湿热、风湿性关节炎和类风湿性关节炎。

2. 影响血小板的功能　低剂量阿司匹林不可逆地抑制血小板 COX。临床上采用小剂量（50～100mg/d）治疗缺血性心脏病、脑缺血，也可预防心肌梗死及术后血栓形成。

3. 儿科用于皮肤—黏膜—淋巴结综合征（川崎病）的治疗。

【不良反应】

1. 胃肠道反应　常见；表现为上腹部不适、恶心、呕吐；大剂量引起胃出血或溃疡。

2. 加重出血倾向。

3. 水杨酸反应（salicylism）　剂量过大（5g/d 以上）时可出现恶心、呕吐、耳鸣、视力和听力减退等症状。

4. 过敏反应　少数用药者出现荨麻疹、血管神经性水肿和过敏性休克。某些哮喘患者用本药后会诱发哮喘，称为"阿司匹林哮喘"。

5. 瑞夷综合征（Reye's Syndrome）　个别流感和水痘患儿服用本品出现短期发热、急性肝脂肪性变性、脑病为特征的综合征（也称瑞氏综合征）。

轻松记忆

乙酰水杨酸，抑前列腺素 E；

解热又镇痛，抗炎风湿痹；

抑制血小板，防治栓塞"泥"；

不良反应多，"为您扬名忆"。

注：栓塞"泥"，形象比喻栓塞形成状态；"为您扬名忆"，是利用谐音对不良反应的总结，解释为："为"—胃肠道反应，"您"—凝血障碍，"扬"—水杨酸反应，"名"—过敏反应，"忆"—瑞夷综合征。

二、苯胺类

对乙酰氨基酚（Acetaminophen），又名：扑热息痛（Paracetamol）

【药理作用与临床应用】

解热镇痛作用与阿司匹林相当，但抗炎作用极弱。用于退热和镇痛。适用于对阿司匹林不耐受或过敏患者。

【不良反应】

长期或大剂量应用对肝、肾均有损害，尤其是肾功能损害者，可出现肾绞痛或肾衰竭。

三、吲哚酸类

吲哚美辛（Indomethacin），又名：消炎痛

【药理作用与临床应用】抗炎作用比阿司匹林强 10～40 倍。对炎性疼痛有明显镇痛效果。但不良反应多，仅用于强直性脊柱炎、骨关节炎以及恶性肿瘤引起的发热或其他难控发热。

【不良反应】30％～50％患者用治疗量就会产生不良反应，出现恶心、呕吐、胃炎、腹泻；头痛、眩晕、偶有精神失常；惊厥、周围神经痛、晕厥；粒细胞减少，溶血或再生障碍性贫血；皮肤过敏反应等。

四、芳基乙酸类

双氯芬酸（Diclofenac），又名：扶他林

【药理作用】为强效抗炎镇痛药。

【临床应用】临床用于各种中等程度疼痛、类风湿性关节炎、非炎症性关节炎等引起的疼痛以及缓解各种神经痛、术后及创伤后疼痛，用于各种疼痛所致发热。

五、芳基丙酸类

布洛芬（Ibuprofen）

【药理作用】有明显的抗炎、镇痛和解热作用。

【临床应用】用于风湿性关节炎、骨关节炎等，也可用于痛经的治疗。

六、烯醇酸类

吡罗昔康（Piroxicam），又名：炎痛喜康

【药理作用】作用机制除抑制 COX 外，还可抑制软骨中的黏多糖酶和胶原酶活性，故具有强的解热、镇痛、抗炎和抗风湿作用。

【临床应用】用于治疗风湿性及类风湿性关节炎，对急性痛风、腰肌劳损、原发性痛经也有一定治疗作用。

七、吡唑酮类

保泰松（Phenylbutazone）

本品具有很强的抗炎抗风湿作用，而解热作用较弱。用于风湿性及类风湿性关节炎、强直性脊柱炎。

八、昔布类

塞来昔布 （Celecoxib）

【药理作用】选择性 COX-2 抑制药。

【临床应用】用于风湿性、类风湿性关节炎和骨关节炎的治疗，也可用于术后镇痛、牙痛和痛经。

【不良反应】出现肾不良反应，主要是水钠潴留和水肿。因本药分子结构有磺胺环，故磺胺类药物过敏者禁用。

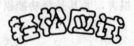

一、名词解释

1. 解热镇痛抗炎药

2. 水杨酸反应

3. 瑞夷综合征

二、选择题

【A 型题】

1. 所列出的阿司匹林作用哪一项是错误的
   A. 具有解热作用
   B. 减少炎症组织 PG 的生成
   C. 中毒剂量时出现过度呼吸
   D. 可减轻出血倾向
   E. 可出现耳鸣、眩晕

2. 下述有关布洛芬的作用，哪一项是错误的
   A. 对类风湿性关节炎无效
   B. 治疗头痛有效
   C. 治疗痛经有效
   D. 有解热作用
   E. 减少血小板血栓素合成

3. 下列哪个药物对痛风无效
   A. 阿司匹林
   B. 吲哚美辛
   C. 别嘌醇
   D. 秋水仙碱
   E. 丙磺舒

4. 对阿司匹林的作用哪项描述是错误的
   A. 解热作用是抑制中枢 PG 合成
   B. 抗炎作用是抑制炎症部分 PG 合成
   C. 镇痛作用主要是抑制中枢 PG 合成

   D. 水杨酸反应是过量中毒的表现
   E. 预防血栓形成是抑制 $TXA_2 > PGI_2$

5. 花生四烯酸的哪一种衍生物可以抗血栓
   A. PGE_2
   B. PGF_2
   C. PGI_2
   D. TXA_2
   E. LTB_4

6. 下述哪种分子促进血小板聚集作用最强
   A. PGE_2
   B. PGF_2
   C. PGI_2
   D. TXA_2
   E. LTB_4

7. 下列哪项描述是正确的
   A. 体温调节中枢位于丘脑
   B. 阿司匹林作用于体温调节中枢，促进散热，起解热作用
   C. 解热药除使发烧体温降低外，也使正常体温降低
   D. 阿司匹林是属于吡唑酮类解热镇痛抗炎药
   E. 阿司匹林和非那西丁都可引起高铁血红蛋白血症

8. 下述有关阿司匹林作用的描述，哪项是错误的
   A. 抑制血小板聚集
   B. 解热镇痛作用
   C. 抑制胃溃疡形成
   D. 抗风湿作用
   E. 抑制前列腺素合成的作用

9. 阿司匹林抑制下列哪种酶而发挥解热镇痛作用
   A. 脂蛋白酶
   B. 脂肪氧合酶
   C. 磷脂酶
   D. 环加氧酶
   E. 单胺氧化酶

10. 下列哪项不属于阿司匹林的不良反应
    A. 瑞夷综合征
    B. "阿司匹林哮喘"
    C. 水杨酸反应
    D. 恶心、呕吐
    E. 大剂量长期服用可刺激凝血酶原形成

11. 可预防阿司匹林引起的凝血障碍的维生素是
    A. VA
    B. VB_1
    C. VB_2
    D. VE
    E. VK

12. 下列对阿司匹林水杨酸反应的叙述错误的是
    A. 由阿司匹林剂量过大造成的
    B. 表现为头痛、恶心、呕吐、耳鸣、视力减退
    C. 对阿司匹林敏感者容易出现
    D. 一旦出现可用碳酸氢钠解救
    E. 一旦出现可用氯化钾解救

13. 下列对布洛芬的叙述不正确的是
    A. 具有解热作用
    B. 具有抗炎作用
    C. 抗血小板聚集
    D. 胃肠道反应严重
    E. 用于治疗风湿性关节炎

14. 解热镇痛药镇痛的主要作用部位是
    A. 脊髓胶质层
    B. 丘脑内侧核团
    C. 脑干网状结构
    D. 外周
    E. 脑室与导水管周围灰质部

三、问答题

1. 试比较阿司匹林与氯丙嗪对体温影响的特点。
2. 阿司匹林的药理作用、用途及主要不良反应。
3. 解热镇痛药的分类及其代表药物有哪些？
4. 请阐述小剂量阿司匹林防治血栓形成的机制。

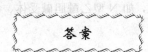

答案

一、名词解释
（略）

二、选择题
A型题：
1. D   2. A   3. A   4. C   5. C   6. D   7. B   8. C   9. D   10. E
11. E   12. E   13. C   14. D

三、问答题
（略）

（李卫东）

第二十一章　离子通道概论及钙通道阻滞药

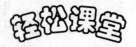

离子通道（ion channels）是细胞膜中的跨膜蛋白分子，对某些离子能选择性通透，其功能是细胞生物电活动的基础。

第一节　离子通道概论

一、离子通道的特性

1. 离子选择性　通道对离子大小的选择性及电荷的选择性。

2. 门控特性　指离子通道一般都具有相应的闸门，通道闸门的开启和关闭过程称为门控（gating）。

二、离子通道的分类

离子通道按激活方式分为两类：

电压门控离子通道（voltage-gated channels），即膜电压变化激活的离子通道。通道开、
关一方面与膜电位有关（voltage-dependent），另一方面与电位变化的时间有关
（time-dependent），按通过的离子命名，包括电压依赖型钠通道、钙通道、钾通道和
氯通道等。

配体门控离子通道（ligand-gated channels），由递质与通道蛋白分子上的结合位点相结合
而开启，按递质或受体命名，如 N 型乙酰胆碱受体、γ-氨基丁酸（GABA）受体等。

离子通道举例：

1. 钠通道

2. 钙通道

   电压门控钙通道：L，N，T，P，Q，R 型

   受体调控性钙通道：IP_3Rs，RyRs

3. 钾通道

   电压依赖性钾通道：I_{Kr}，I_{Ks}，I_{to}，I_f 等

   钙依赖性钾通道：BK_{Ca}，IK_{Ca}，SK_{Ca} 等

   内向整流钾通道：K_{ATP}，K_{ACh}，I_{K1} 等

4. 氯通道

三、离子通道的生理功能

决定细胞的兴奋性、不应性和传导性
介导兴奋-收缩耦联和兴奋-分泌耦联
调节血管平滑肌的舒缩活动
参与细胞跨膜信号转导过程
维持细胞正常形态和功能完整性

第二节 作用于离子通道的药物

详见表 21-1。

表 21-1 离子通道阻滞药及常用药物

离子通道阻滞药	作用于通道的常用药物
钠通道阻滞药	局麻药
	抗癫痫药
	Ⅰ类抗心律失常药
钾通道阻滞药	磺酰脲类降糖药
	索他洛尔（Ⅲ类抗心律失常药）
钾通道开放药	吡那地尔，米诺地尔（降压）
	尼可地尔（抗心绞痛）

第三节 钙通道阻滞药

钙通道阻滞药（calcium channel blockers）是一类阻滞 Ca^{2+} 从细胞外液经电压依赖性钙通道流入细胞内的药物，又称为钙拮抗药（calcium antagonists）。

一、钙通道阻滞药的分类

选择性钙通道阻滞药
（选择性 L 型钙通道阻滞药）
1. Ⅰ类苯烷胺类（维拉帕米、加洛帕米、噻帕米）
主要作用心脏
2. Ⅱ类二氢吡啶类（硝苯地平、氨氯地平、尼莫地平）
主要作用血管
3. Ⅲ类苯并噻氮䓬类
较强心脏抑制

非选择性钙通道阻滞药
1. Ⅳ类：氟桂嗪类（氟桂嗪、桂利嗪）
2. Ⅴ类：普尼拉明类（普尼拉明）
3. Ⅵ类：其他（哌克昔林）

二、钙通道阻滞药的药理作用

心脏（直接作用）｛负性肌力
负性频率
负性传导

心脏（间接作用）｛心率加快
降低血压
传导加快

血管平滑肌｛松弛血管平滑肌、扩张血管
对小动脉敏感性高于小静脉

血流动力学效应｛降低心脏前后负荷
降低心肌耗氧量
增加冠脉供氧量
增加肾血流、排钠利尿

血小板和红细胞｛抑制血小板聚集
增加红细胞变形能力
降低血液黏度

抗动脉粥样硬化

神经系统｛抑制神经元电活动
对抗多种原因引起的癫痫发作
增强吗啡的镇痛作用等

其他系统｛松弛血管外平滑肌
抗哮喘
抑制腺体分泌
抑制肥大细胞释放颗粒等

三、临床应用

详见表 21-2。

表 21-2 钙通道阻滞药代表药物与临床应用

常用代表药物	临床应用
硝苯地平，非洛地平，拉西地平	高血压
	——伴有心力衰竭、肾衰竭或心绞痛
硝苯地平，维拉帕米，地尔硫䓬	心绞痛
维拉帕米，地尔硫䓬	心律失常
氨氯地平（长效）	心力衰竭
氟桂利嗪	脑血管疾病
尼莫地平	——脑动脉硬化、一过性脑缺血、脑血栓、脑出血、脑血管痉挛性偏头痛
	预防动脉粥样硬化的发生
硝苯地平	其他疾病
地尔硫䓬	——支气管哮喘、肺动脉高压、急性胃肠痉挛、痛经、偏头痛、外周血管痉挛性疾病（雷诺病）

四、不良反应

- 反射性心率加快和肾素分泌增加（合用 β 受体阻滞药可对抗此作用）
- 颜面潮红、头痛、眩晕、恶心、便秘等
- 维拉帕米及地尔硫䓬严重不良反应有低血压及心功能抑制等

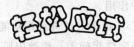

一、选择题

【A 型题】

1. 治疗心律失常、心绞痛、肥厚型心肌病疗效较好的药物是
   A. 维拉帕米
   B. 地尔硫䓬
   C. 硝苯地平
   D. 尼莫地平
   E. 尼群地平

2. 二氢吡啶类钙通道阻滞药选择性松弛脑血管的是
   A. 氟桂嗪
   B. 尼群地平
   C. 尼莫地平
   D. 尼索地平
   E. 硝苯地平

3. 维拉帕米治疗肥厚型心肌病的主要机制是

   A. 抑制心肌细胞内 Ca^{2+} 超负荷，减轻心室流出道狭窄
   B. 舒张血管，减少心脏负荷
   C. 负性频率作用
   D. 负性传导作用
   E. 抑制血小板聚集

4. 维拉帕米抗心律失常的机制是
   A. 负性肌力作用，负性频率作用，负性传导作用
   B. 负性肌力作用，负性频率作用，延长有效不应期
   C. 降低自律性，减慢传导速度，延长有效不应期
   D. 降低自律性，加快传导速度，延长有效不应期
   E. 降低自律性，减慢传导速度，缩短有效不应期

二、问答题

1. 请问钙通道阻滞药的适应证及其药理学基础是什么？
2. 硝苯地平、维拉帕米、地尔硫䓬的作用特点及应用有什么差别？

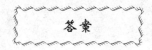

一、选择题

A 型题：

1. A　　2. C　　3. A　　4. C

二、问答题

1. 钙通道阻滞药的适应证及其药理学基础：
   （1）高血压：通过阻滞电压依赖性钙通道，抑制血管平滑肌细胞外 Ca^{2+} 内流，导致细胞内 Ca^{2+} 浓度降低，从而使外周小动脉松弛，外周阻力降低，血压下降。

(2) 心绞痛：通过扩张外周动脉，从而减轻心脏后负荷；维拉帕米等还降低心肌收缩性，减慢心率，从而降低心肌耗氧量；还能扩张冠状动脉（冠脉），增加冠脉血流量，促使侧支循环，从而改善缺血区供血供氧。

(3) 心律失常：通过对心脏负性频率与负性传导作用而起效。

(4) 脑血管疾病：本类药物能防止脑血管平滑肌细胞内 Ca^{2+} 增加，有利于防止和解除脑血管痉挛，对缺血性脑缺氧起保护作用。

(5) 肥厚型心肌病：降低细胞内 Ca^{2+} 负荷，改进舒张功能；减轻左心室流出道狭窄。

(6) 雷诺病、支气管哮喘、胃肠痉挛性腹痛等：松弛内脏、血管平滑肌。

2. 请参见本节内简表。

（周　虹）

第二十二章　抗心律失常药

心律失常（arrhythmia）是由心脏冲动产生异常或冲动传导异常所致的心脏疾病。可分为两类：

- 缓慢性：包括心动过缓、传导阻滞等；用阿托品或异丙肾上腺素治疗。
- 快速性：包括房性期前收缩（早搏）、房性心动过速、心房颤动、心房扑动、阵发性室上性心动过速、室性早搏、室性心动过速及心室颤动等，是本章讨论的范围。

第一节　心脏的电生理学基础

心肌细胞膜内外离子分布不同，其静息电位为膜内负于膜外，约－90mV，当心肌细胞受到刺激（或自发的）发生兴奋，先出现除极化，然后复极化，构成动作电位。动作电位分为 5 个时相，其中与本章要介绍的抗心律失常药关系最密切的是 0 相、3 相、4 相。

动作电位时程（APD）
- 0 相：除极期，Na^+ 内流。
- 1 相：快速复极初期，K^+ 外流；Na^+ 内流。
- 2 相：缓慢复极期，Na^+、Ca^{2+} 内流。
- 3 相：快速复极末期，K^+ 外流。
- 4 相：静息态。

心脏工作肌和传导系统细胞呈快反应电活动，其除极主要由 Na^+ 内流所造成。窦房结、房室结细胞的膜电位负值较小，0 相除极幅度和速度低，传导缓慢，呈慢反应电活动，除极由 Ca^{2+} 内流所造成。另外，在病理情况下（如心肌缺血、缺氧、药物中毒等），膜电位减小（负值减小），可使快反应细胞表现出慢反应电活动。

快反应细胞电活动

> 心脏工作肌和心室传导系统细胞的膜电位大（负值较大）；除极速率快，传导速度也快，其除极由 Na^+ 内流所促成。

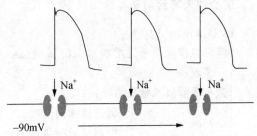

图 22-1　快反应细胞电活动

慢反应细胞电活动

> 窦房结和房室结细胞的细胞膜电位小（负值较小）；除极慢，传导也慢，除极由 Ca^{2+} 内流促成。

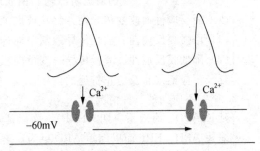

图 22-2　慢反应细胞电活动膜反应性和传导速度

膜反应性是指膜电位水平与其所激发的 0 相上升最大速率之间的关系。一般膜电位大，0 相上升快，振幅大，传导速度就快；反之，则传导减慢。多种因素（包括药物）可以影响膜反应性。

第二节　心律失常发生的电生理学机制

（一）冲动形成障碍

1. 异位节律点自律性增高　自律细胞 4 相除极速度加快，最大舒张电位变小或阈电位变大均可使冲动形成增多。

2. 后除极和触发活动

（1）后除极（afterdepolarization）：一个动作电位中继 0 相除极后所发生的除极，频率较快，振幅较小，呈振荡性波动，膜电位不稳定，容易引起异常冲动发放触发活动。

（2）早后除极（early afterdepolarization，EAD）：发生在完全复极之前的 2 或 3 相中，主要由 Ca^{2+} 内流增多所引起。

（3）延迟后除极（delayed afterdepolarization，DAD）：发生在完全复极之后的 4 相中，是细胞内 Ca^{2+} 过多诱发 Na^+ 短暂内流所引起的。

（二）冲动传导障碍

单纯性传导障碍：包括传导减慢、传导阻滞及单向传导阻滞。

折返激动（reentry）：指一个冲动沿着曲线的环形通路返回到其起源的部位，并可再次激动而继续向前传播的现象。是引起心律失常的重要原因之一。

第三节　抗心律失常药的基本作用机制和分类

抗心律失常药的基本作用机制

1. 基本作用机制

降低自律性：通过增加最大舒张电位，或减慢 4 相自动除极速率，或上移阈电位等途径实现。

减少后除极与触发活动：

（1）减少早后除极｜促进或加速复极。
｜抑制早后除极的内向离子流（Ca^{2+}）。

（2）减少晚后除极｜与细胞内 Ca^{2+} 过多和短暂 Na^+ 内流有关。
｜钙通道阻滞药和钠通道阻滞药可发挥此效。

改变膜反应性而改变传导性，终止或取消折返激动：

（1）增强膜反应性、加快传导取消单向传导阻滞→终止折返激动。

（2）降低膜反应性、减慢传导→变单向阻滞为双向阻滞而终止折返激动。

延长不应期终止及防止折返的发生。

2. 影响不应期的三种情况：

延长 APD、有效不应期（ERP），而以延长 ERP 更为显著，为绝对延长 ERP。

缩短 APD、ERP 而以缩短 APD 更为显著，为相对延长 ERP。

使相邻细胞不均一的 ERP 趋向均一化。

表 22-1　抗心律失常药分类

分类	作用	代表药物
Ⅰ类	钠通道阻滞药	Ⅰa　奎尼丁
		Ⅰb　利多卡因
		Ⅰc　普罗帕酮
Ⅱ类	β肾上腺素受体阻滞药	普萘洛尔
Ⅲ类	延长复极（APD）	胺碘酮
Ⅳ类	钙通道阻滞药	维拉帕米
其他		腺苷

第四节　常用抗心律失常药

一、Ⅰ类：钠通道阻滞药

（一）Ⅰa类药

1. 奎尼丁 （Quinidine）

【作用机制】抑制心肌细胞膜上 Na^+ 通道，中度（适度）阻钠。

减少异位起搏细胞4相 Na^+ 内流→自律性↓。

抑制0相 Na^+ 内流→传导↓。

延长 Na^+ 通道失活后复活时间→↑ERP。

↓钠、钙内流和钾的外流→膜稳定作用。

抗胆碱、阻滞 α 受体（对自主神经的影响）。

大剂量时抑制心脏和抑制 Ca^{2+} 内流。

【临床应用】广谱。

房扑、房颤的复律治疗及复律后维持窦律。

转复和预防室上性、室性心动过速。

频发性室上性和室性早搏。

【不良反应】多、安全范围窄。

金鸡纳反应：表现出消化系统症状和神经系统症状。

心血管反应：

（1）低血压；

（2）心动过缓或停搏、尖端扭转型室性心动过速等。

少数有过敏反应：血小板减少，粒细胞减少等，应及时停药。

2. 普鲁卡因胺 （Procainamide）

特点及应用：为广谱抗心律失常药，作用与奎尼丁相似，但较弱，无 α 受体阻滞及抗胆碱作用，主要用于室性早搏、室性心动过速和急性心肌梗死所致室性心律失常。

（二）Ⅰb类药物

1. 利多卡因 （lidocaine）

【药理作用】抑制 Na^+ 内流，促进 K^+ 外流；主要对心室肌有作用。

（1）降低自律性：

在极低浓度时能降低浦肯野纤维自律性，提高心室致颤阈。

↓浦氏纤维 4 相 Na^+ 内流→自律性↓。

↓心肌复极的不均一性→↑心肌的致颤阈。

（2）缩短 APD 和相对延长 ERP：阻止 2 相 Na^+ 内流，使浦肯野纤维 APD 和 ERP 缩短，但 ERP/APD 之比增大。有利于消除折返激动，促进 3 相 K^+ 外流。

（3）改变病区传导：

治疗量下：正常情况下，对浦肯野纤维传导无明显影响。

心肌缺血时，形成细胞外高 K^+ 状态，利多卡因能使缺血组织传导明显减慢。

低血钾时，促进细胞内 K^+ 外流，使浦肯野纤维超极化而加快传导。

高血钾时，可使传导减慢，酸性环境可增强其减慢传导的作用。

大剂量时：减慢传导，甚至出现完全传导阻滞；抑制 0 相上升速率。

【临床应用】只用于室性心律失常，由于首关效应明显，不宜口服，只用于静脉给药（注射或持续点滴）；是安全有效的药物。

首选于治疗急性心肌梗死患者的室性早搏、室性心动过速及心室颤动。

适用于器质性心脏病引起的室性心律失常，如洋地黄中毒、外科手术，特别是危急病例者。

2. 苯妥英钠（Phenytoin sodium）

特点及应用

作用、用途、不良反应似利多卡因，但不抑制传导。

能与强心苷竞争 Na^+-K^+-ATP 酶，抑制强心苷中毒所致的延迟后除极及触发活动。

主要用于强心苷中毒所致的室性心律失常和伴有房室传导阻滞的室上性心动过速及其他原因引起的室性心律失常。

3. 美西律（Mexiletine）

化学结构与利多卡因相似。对心肌电生理特性的影响也与利多卡因相似。特点是可口服，作用可维持 6~8h，用于治疗室性心律失常，特别对心肌梗死急性期患者有效。不良反应有恶心、呕吐，久用后可见神经症状，震颤、眩晕、共济失调等。

（三）Ⅰc 类钠通道阻滞药

此类药物的作用特点如下：

重度阻钠，明显抑制传导，对复极影响小。

较强降低 0 相上升最大速率→↓传导速度。

提高阈电位→↓自律性。

对复极过程影响较小。

对较慢（正常）的频率也有影响。

致心律失常作用较明显，增高病死率。

一般情况不用，只用于危及生命的室性心动过速。

轻松记忆

Ⅰb 类药物作用机制共性

降低 0 相上升最大速率→↓传导速度。

抑制 4 相 Na^+ 内流→↓自律性。

促钾外流→缩短复极过程→↓APD。

1. **普罗帕酮（Propafenone，心律平）**

【药理作用】

明显阻滞钠通道→↓传导速度。

↓浦肯野纤维及心室肌自律性。

轻度↑APD 和 ERP。

【体内过程】口服吸收好，初用首过效应明显，久用首过效应减弱，生物利用度几乎可达 100％；血浆蛋白结合率高（95％）；绝大部分在肝代谢（99％）。

【临床应用】室上性和室性早搏、心动过速；伴心动过速和房颤的预激综合征。

2. **氟卡尼（Flecainide）**

明显抑制 Na^+ 通道。

降低心房、心室及希-浦系统的 0 相上升速率而减慢传导速度。

提高阈电位→↓自律性。

轻度延长 ERP、APD。

氟卡尼吸收迅速完全，生物利用度约 90％，$t_{1/2}$ 约 20h（12～27h）。

室性早搏、室性心动过速效果良好。

易致心律失常。

仅留用于危及生命的室性心动过速者。

二、Ⅱ类：β肾上腺素受体阻滞药

（一）普萘洛尔（Propranolol，心得安）

【药理作用】阻滞 β 受体、抑制交感神经兴奋时的各种作用；大剂量则有膜稳定作用。

降低自律性：

1. 作用于窦房结、心房传导纤维及浦肯野纤维。

2. 运动及情绪激动时作用明显。

3. 降低儿茶酚胺所致的延迟后除极及触发活动。

减慢传导速度：减慢房室结及浦肯野纤维的传导速度。

延长不应期：高浓度延长房室结和浦肯野纤维 ERP。

【临床应用】适用于室上性心律失常，尤其对与交感神经兴奋有关的各种室上性心律失常效果较好。对运动、情绪激动、甲状腺功能亢进症（甲亢）、嗜铬细胞瘤和折返性室上性心动过速均有效。

室上性心律失常：

1. 房颤、房扑及阵发性室上性心动过速。

2. 焦虑或甲亢等引发的窦性心动过速。

3. 常与强心苷合用。

室性心律失常：

1. 室性早搏：对运动或情绪变动所诱发的效果好。

2. 较大剂量对缺血性室性心律失常也有效。

（二）美托洛尔（Metoprolol）

特点及应用

1. 选择性 β_1 受体阻滞药，作用似普萘洛尔，但较弱，对儿茶酚胺诱发的室性、室上性心律失常疗效较好。

2. 主要用于治疗高血压、心绞痛、心肌梗死等引起的严重心律失常。

（三）艾司洛尔（Esmolol）

为短效 β 受体阻滞药，主要用于室上性心律失常，可减慢心房颤动和心房扑动的心室率，减少心肌耗氧量，缩小心肌梗死面积。

三、Ⅲ类：延长动作电位时程药

这类药物能选择性地延长 APD，主要是延长心房肌、心室肌和浦肯野纤维细胞的 APD 和 ERP。其延长 APD 的机制可能主要是通过阻滞 K^+ 通道。

（一）胺碘酮（Amiodarone，乙胺碘呋酮）

广谱、安全、有效、持久。

【药理作用】阻滞 Na^+、K^+ 通道。阻滞 α、β 受体及 T_3、T_4 与其受体结合。

降低窦房结和浦肯野纤维的自律性：与抑制 Na^+、K^+ 通道，阻滞 β 受体有关。

减慢房室结和浦肯野纤维的传导速度：心室＞心房作用。

选择性延长心房肌和浦肯野纤维的 APD 和 ERP：与抑制 K^+ 通道、对抗 T_3、T_4 与受体结合有关。

松弛血管平滑肌、扩张冠状动脉、降低外周阻力、降低心肌耗氧量，保护缺血心肌。

【临床应用】对各种室上性及室性心律失常均有很好的疗效。

（二）索地洛尔（Sotalol）

【特点及应用】

1. 非选择性 β 受体阻滞→↓自律性→↓房室结传导。
2. 选择性阻滞 K^+ 通道→↑APD 和 ERP。
3. 用于各种严重程度的室性心律失常、阵发性室上性心动过速及心房颤动。
4. 不良反应发生率较低，也可引起尖端扭转型心动过速及其他心血管反应症状。

四、Ⅳ类：钙通道阻滞药

窄谱，通过阻滞钙通道而发挥抗心律失常效应，其电生理效应主要是抑制依赖于钙的动作电位与减慢房室结的传导速度，常用药物有维拉帕米、地尔硫草。

（一）维拉帕米（Verapamil）

【药理作用】

降低自律性：抑制慢反应细胞 4 相舒张期除极速率。减少缺血时快反应心肌细胞的异位节律；减少或取消后除极所引发的触发活动。

减慢传导：抑制动作电位 0 相最大上升速率和振幅，减慢窦房结和房室结的传导速度。

延长 ERP、消除折返：延长慢反应动作电位的 ERP，高浓度也能延长浦肯野纤维的 APD 和 ERP。

【临床应用】

主要用于室上性心律失常。

房室结折返所致的阵发性室上性心动过速，可作首选药物应用。

房颤、房扑，可减慢心室率。

缺血和洋地黄中毒诱发的室性早搏。

（二）地尔硫䓬（Diltiazem）

地尔硫䓬的电生理作用与维拉帕米相似，对房室传导有明显抑制作用。口服起效较快，可用于阵发性室上性心动过速、房颤。

五、其他类药物

腺苷（Adenosine）

【特点及应用】

1. 是体内重要的活性成分之一；

2. 腺苷激活腺苷受体→激活与 G 蛋白偶联的 K^+ 通道→K^+ 外流↑→细胞超极化→自律性降低；

3. 抑制 Ca^{2+} 内流，延长房室 ERP，减慢房室传导，抑制交感神经兴奋引起的迟后除极。

4. 扩张血管，抑制缺血区 Ca^{2+} 内流，增加能量产生；

5. 用于阵发性室上性心动过速（含尖端扭转型心动过速）。

第五节　快速性心律失常的药物选用

由于药物的致心律失常作用，近年临床应用抗心律失常药已更趋慎重。对急性心肌梗死而无严重心律失常者，建议不用Ⅰ类药物，必要时选用Ⅱ类药物。对一般心律失常也以少用Ⅰa、Ⅰc类为宜。

一、抗心律失常药物选用的一般原则

1. 先单独用药，然后联合用药。

2. 以最小剂量取得满意的治疗效果。

3. 先考虑降低危险性，再考虑缓解症状。

4. 充分注意药物的不良反应及致心律失常的作用。

二、快速性心律失常的用药选择

1. 窦性心动过速　应针对病因治疗，需要时可采用 β 受体阻滞药或维拉帕米。

2. 房性期前收缩　一般不需要药物治疗，若频繁发生，并引起阵发性房性心动过速，可用 β 受体阻滞药、维拉帕米、地尔硫䓬，或使用Ⅰ类抗心律失常药。

3. 心房扑动、心房颤动　转律用奎尼丁（宜先用强心苷）、普鲁卡因胺、胺碘酮，控制心频率用强心苷或加用维拉帕米或 β 受体阻滞药。转律后用奎尼丁、丙吡胺防治复发。

4. 阵发性室上性心动过速　这类心律失常多由房室结折返引起，故常用具有延长房室结不应期的药物。急性发作时宜选用强心苷、β 受体阻滞药和腺苷等。慢性或预防发作可用强心苷、奎尼丁和普鲁卡因胺等。

5. 室性期前收缩　首选普鲁卡因胺、丙吡胺、美西律或其他Ⅰ类抗心律失常药以及胺碘酮。急性心肌梗死引起的室性早搏通常静脉滴注利多卡因。强心苷中毒者用苯妥英钠。

6. 阵发性室性心动过速　兴奋迷走神经药物，转律用利多卡因、丙吡胺、普鲁卡因胺、美西律、胺碘酮、奎尼丁，维持用药与治疗室性期前收缩相同。

7. 心室颤动　转律用利多卡因、普鲁卡因胺或胺碘酮。

轻松应试

一、名词解释

1. 心肌细胞的静息膜电位

2. 后除极和触发活动

二、选择题

【A 型题】

1. 治疗强心苷所致窦性心动过缓和房室传导阻滞的药物是
   A. 奎尼丁
   B. 阿托品
   C. 酚妥拉明
   D. 麻黄碱
   E. 肾上腺素

2. 胺碘酮是
   A. 钠通道阻滞药
   B. 促钾外流药
   C. β 受体阻滞药
   D. 钙通道阻滞药
   E. 延长动作电位时程药

3. 选择性降低浦肯野纤维自律性、缩短 APD 的药物是
   A. 利多卡因
   B. 奎尼丁
   C. 普鲁卡因胺
   D. 普萘洛尔
   E. 胺碘酮

4. 对利多卡因抗心律失常作用叙述正确的是
   A. 提高心肌自律性
   B. β 受体阻滞作用
   C. 促进 Na^+ 内流
   D. 抑制 K^+ 外流
   E. 缩短动作电位时程，相对延长有效不应期

5. 属于适度阻滞钠通道药（Ⅰa 类）的是
   A. 利多卡因
   B. 维拉帕米
   C. 胺碘酮
   D. 氟卡尼
   E. 普鲁卡因胺

6. 选择性延长复极过程的药物是
   A. 普鲁卡因胺
   B. 胺碘酮
   C. 氟卡尼
   D. 普萘洛尔
   E. 普罗帕酮

7. 治疗窦性心动过缓的首选药是
   A. 肾上腺素
   B. 异丙肾上腺素
   C. 去甲肾上腺素
   D. 多巴胺
   E. 阿托品

8. 防治急性心肌梗死时室性心动过速的首选药是
   A. 普萘洛尔
   B. 利多卡因
   C. 奎尼丁
   D. 维拉帕米
   E. 普鲁卡因胺

9. 治疗强心苷中毒引起的窦性心动过缓和轻度房室传导阻滞最好选用
   A. 阿托品
   B. 异丙肾上腺素
   C. 苯妥英钠
   D. 肾上腺素
   E. 麻黄碱

10. 以奎尼丁为代表的Ⅰa 类药的电生理是
    A. 明显抑制 0 相上升最大速率，明显抑制传导，APD 延长
    B. 适度抑制 0 相上升最大速率，适度抑制传导，APD 延长

C. 轻度抑制 0 相上升最大速率，轻度抑制传导，APD 不变

D. 适度抑制 0 相上升最大速率，严重抑制传导，APD 缩短

E. 轻度抑制 0 相上升最大速率，轻度抑制传导，APD 缩短

11. 与利多卡因比较，美西律的不同是
   A. 作用较弱
   B. 兼有 α 受体阻滞作用
   C. 可供口服，作用持久
   D. 有较强的拟胆碱作用
   E. 不良反应较轻

12. 细胞外 K^+ 浓度较高时能减慢传导，血 K^+ 浓度降低时能加速传导的抗心律失常药是
   A. 索他洛尔
   B. 利多卡因
   C. 丙吡胺
   D. 氟卡尼
   E. 胺碘酮

13. 可引起尖端扭转型室性心动过速的药物是
   A. 利多卡因
   B. 奎尼丁
   C. 苯妥英钠
   D. 普萘洛尔
   E. 维拉帕米

14. 减弱膜反应性的药物是
   A. 腺苷
   B. 苯妥英钠
   C. 奎尼丁
   D. 美西律
   E. 妥卡尼

15. 有关胺碘酮的不良反应叙述错误的是
   A. 易发生尖端扭转型室性心律失常
   B. 可发生肺纤维化

C. 可发生角膜褐色微粒沉着

D. 可致甲状腺功能亢进

E. 可致甲状腺功能减退

16. 心房颤动复转后预防复发宜选用
   A. 奎尼丁
   B. 普鲁卡因胺
   C. 普萘洛尔
   D. 胺碘酮
   E. 苯妥英钠

17. 能阻滞 Na^+、K^+、Ca^{2+} 通道的药物是
   A. 利多卡因
   B. 维拉帕米
   C. 苯妥英钠
   D. 奎尼丁
   E. 普萘洛尔

18. 首关效应明显的药物是
   A. 苯妥英钠
   B. 氟卡尼
   C. 普鲁卡因胺
   D. 利多卡因
   E. 奎尼丁

19. 缩短 APD 和 ERP 的药物是
   A. 苯妥英钠
   B. 普鲁卡因胺
   C. 奎尼丁
   D. 胺碘酮
   E. 维拉帕米

20. 对普萘洛尔的抗心律失常作用，下述哪一项是错误的
   A. 阻滞 β 受体
   B. 降低儿茶酚胺所致异常自律性
   C. 治疗量延长浦肯野纤维 APD 和 ERP
   D. 高浓度则延长房室结的 ERP
   E. 降低窦房结的自律性

三、问答题

1. 抗心律失常药的分类及其代表药物有哪些？

2. 简述利多卡因的药理学作用和临床应用。

3. 简述普萘洛尔抗心律失常的作用机制和适应证。

4. 简述维拉帕米的临床应用、不良反应和禁忌证。

5. 试述抗心律失常药的基本电生理作用。

6. 什么是折返激动？抗心律失常通过哪些电生理作用消除折返激动现象？

答案

一、名词解释

1. 心肌细胞的静息膜电位　细胞未受刺激情况下细胞膜两侧存在的外正内负且相对平稳的电位差，称为静息电位。人心肌细胞的静息膜电位为$-90mV$。影响静息电位水平的因素有细胞外液K^+浓度、膜对K^+、Na^+的相对通透性和钠泵活动水平。

2. 后除极　是在一个动作电位中继0相除极后所发生的除极，其频率较快，振幅较小，呈振荡性波动，膜电位不稳定，容易引起异常冲动发放，即触发活动。

二、选择题

A型题：

1. B　　2. E　　3. A　　4. E　　5. E　　6. B　　7. E　　8. B　　9. A　　10. B
11. C　　12. B　　13. B　　14. C　　15. A　　16. A　　17. D　　18. D　　19. A　　20. C

三、问答题

1. Ⅰ类——钠通道阻滞药　①Ⅰa类，适度阻滞钠通道，属此类的有奎尼丁等药。②Ⅰb类，轻度阻滞钠通道，属此类的有利多卡因等药。③Ⅰc类，明显阻滞钠通道，属此类的有普罗帕酮、氟卡尼等药。

　　Ⅱ类——β肾上腺素受体阻滞药，它们因阻滞β受体而有效，代表性药物为普萘洛尔。

　　Ⅲ类——选择地延长复极过程的药，它们延长APD及ERP，属此类的有胺碘酮。

　　Ⅳ类——钙通道阻滞药，它们阻滞钙通道而抑制Ca^{2+}内流，代表性药有维拉帕米。

2. (1) 药理作用：利多卡因对心脏的直接作用是抑制Na^+内流，促进K^+外流，主要对心室肌有作用。

　　1) 降低自律性：在极低浓度时能降低浦肯野纤维自律性，提高心室致颤阈。↓浦肯野纤维4相Na^+内流→自律性↓；↓心肌复极的不均一性→↑心肌的致颤阈

　　2) 缩短APD和相对延长ERP：阻止2相Na^+内流，使浦氏纤维APD和ERP缩短，但ERP/APD的比值增大，有利于消除折返激动，促进3相K^+外流。

　　3) 改变病区传导：治疗量时，对浦肯野纤维传导无明显影响。心肌缺血时，传导明显减慢；低血钾时，促进K^+外流，使浦氏纤维超极化而加快传导；高血钾时，可使传导减慢，酸性环境可增强其减慢传导的作用。大剂量时，减慢传导，甚至出现完全传导阻滞，抑制0相上升速率。

　　(2) 临床应用：只用于室性心律失常，是安全有效的药物。首选于急性心肌梗死患者的室性早搏、室性心动过速及心室颤动。器质性心脏病引起的室性心律失常，如洋地黄中毒、外科手术，特别是危急患者。

3. (1) 药理作用：普萘洛尔抗心律失常的主要机制是阻滞β受体作用。此外，高浓度时具有膜稳定作用，即对心脏的直接作用。

　　1) 自律性：β受体兴奋明显增加4相去极化速度，使窦房结自律性增高。普萘洛尔可阻滞此作用，特别是当交感神经兴奋时更明显，当儿茶酚胺增加浦肯野纤维自律性时，普萘洛尔也有明显的抑制作用。

　　2) ERP：β受体阻滞可延长房室结ERP，消除由于房室结折返产生的室上性心动过速，在心室可消除儿茶酚胺依赖性的心律失常，此为抗心律失常作用的基础。此外，普萘洛尔降低心肌耗氧量，因而减轻心肌缺血，这些均有利于消除折返性心律失常。

　　3) 传导性：阻滞心脏β受体，使慢反应细胞0相Ca^{2+}内流减少，减慢房室传导。高浓度时直接抑制Na^+内流，降低浦肯野纤维0相去极化速度，减慢传导。

(2) 临床应用：主要用于室上性心律失常，如窦性心动过速、心房颤动、心房扑动及阵发性室上性心动过速，尤其对交感神经兴奋性过高引起的心律失常疗效更好。一般可减慢心室率，但不能消除心律失常。对一般室性心律失常无效，仅对运动或精神因素引起的室性心律失常有效，由于不良反应的发生率比苯妥英钠和利多卡因高，故不作为首选药。

4.(1) 临床应用：维拉帕米适用于室上性心律失常，对消除由于房室结折返或房室交界区异常引起的阵发性室上性心动过速的急性发作已成为首选，对心房扑动或心房颤动降低心室率也很有效，对急性心肌梗死和心肌缺血及强心苷中毒引起的室性期前收缩也有效。此外，由于维拉帕米具有扩张血管，降低血压的作用，适于伴有冠心病或高血压患者。

(2) 不良反应：口服安全，可出现心脏和胃肠道的不良反应，包括恶心、呕吐、便秘，静脉注射可引起心动过缓、低血压，甚至暂时窦性停搏。

(3) 禁忌证：严重心力衰竭、二度或三度房室传导阻滞、心源性休克及低血压等禁用。老年人、肾功能损害者慎用。与 β 受体阻滞药或奎尼丁合用，可增加心脏毒性。

5.(1) 降低自律性：通过抑制 4 相 Na^+ 内流或 Ca^{2+} 内流，或促 K^+ 外流而降低自律性。

(2) 减少后除极与触发活动：这一现象与 Ca^{2+} 内流增多有关，因此钙拮抗剂对之有效。

(3) 改变传导性停止折返：增强膜反应性，取消单向阻滞或减慢传导，使单向阻滞发展为双向传导阻滞，从而停止折返。

(4) 改变 ERP 及 APD 而减少折返：绝对延长或相对延长有效不应期或促使邻近细胞 ERP 的不均一趋向均一，也可防止折返的发生。

6.(1) 折返激动是指冲动经传导通路折回原处而反复运行的现象。折返激动是快速性心律失常的重要发病机制，是产生早搏、心动过速、扑动或颤动的直接原因。

(2) 抗心律失常药可通过改变膜反应性而改变传导，停止折返；绝对或相对延长有效不应期或促使邻近细胞 ERP 的不均一趋向均一而停止折返，如奎尼丁、利多卡因等。

（周　虹）

第二十三章 肾素-血管紧张素系统药

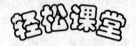

第一节 肾素-血管紧张素系统

一、作用机制

血管紧张素转化酶抑制药（ACEI）主要作用于肾素-血管紧张素系统（renin-angiotensin system，RAS）。抑制 RAS 的血管紧张素转化酶（ACE），阻止血管紧张素Ⅰ（AngⅠ）转换成血管紧张素Ⅱ（AngⅡ），使外周血管扩张、外周血管阻力降低而产生降压效应；并能抑制醛固酮分泌，减少水钠潴留。

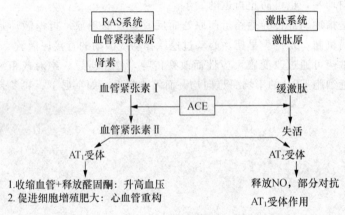

图 23-1 肾素—血管紧张素系统的构成及其功能

二、基本药理作用

舒张动脉、静脉，降低外周血管阻力。

减缓缓激肽降解，促进 NO 及前列腺素生成，舒张血管。

减少去甲肾上腺素释放，抑制中枢 RAS，使中枢及外周交感神经活性降低。

保护血管内皮细胞，防止血管平滑肌增生和血管重构，改善血管顺应性。

减少肾中 AngⅡ的抗利尿作用及减少醛固酮分泌，促进水钠排泄，减轻水钠潴留。

降低肾血管阻力，增加肾血液流量及肾小球滤过率。

抗心肌缺血，具有心肌保护作用。

增敏胰岛素受体。

> **轻松记忆**
>
> ACEI 基本药理作用
>
> 保心管肾（心脏、血管和肾），降压增敏（胰岛素）。

作用于 RAS 的药物主要有：ACEI 和 Ang Ⅱ 受体拮抗药（ARB）。

第二节　血管紧张素转化酶抑制药

一、降压作用特点

降压作用强且迅速，适用于各型高血压。
降压时不伴有反射性心率加快，对心排血量无明显影响。
可防止或逆转高血压患者的血管壁增厚、心肌肥大和心肌重构。
能增加肾血流量，保护肾；但对肾动脉狭窄者，易致肾功能损害。
能改善胰岛素抵抗，长期应用不易引起电解质紊乱和脂质代谢障碍。
久用不易产生耐受性。

二、临床应用

治疗各型高血压，对高肾素型高血压和肾性高血压较好。
治疗充血性心力衰竭（CHF）与心肌梗死。
——能降低心肌梗死并发心力衰竭的病死率。
——能改善血流动力学和器官灌流。
糖尿病肾病。

> **轻松记忆**
>
> ACEI 保"三脏"：
> 心、脑、肾
> ACEI 宜"三人"：
> 伴心力衰竭、糖尿病、
> 肾病（非肾动脉狭窄）
> 的高血压患者

三、不良反应

首剂低血压
刺激性干咳
血管神经性水肿
高血钾
低血糖
肾功能损伤
含-SH 化学结构的 ACEI 久用可降低血锌，致皮疹、嗜酸细胞增多，味觉及嗅觉改变
妊娠初期禁用（因使胎儿生长迟缓、胎儿畸形、死胎等）

四、代表药物举例详见表 23-1。

表 23-1　血管紧张素转化酶抑制药代表药物及临床应用

代表药物	临床应用
卡托普利（Captopril）	高血压，利尿药、洋地黄类治疗无效的充血性心力衰竭，心肌梗死，糖尿病肾病
依那普利（Enalapril）	高血压及慢性心力衰竭
福辛普利（Fosinopril）	高血压及心力衰竭
赖诺普利（Lisinopril）	各种原发性高血压病，继发性高血压病，尤其适用于伴有糖尿病、肾性高血压病、充血性心力衰竭患者

第三节　血管紧张素Ⅱ受体拮抗药

一、基本药理作用

血管紧张素受体亚型1（AT_1）受体拮抗药，在受体水平阻滞 RAS，对 AT_1 受体有高度选择性，亲和力强，作用持久；具有作用专一的特点。AT_1 受体被阻滞后，血管紧张素Ⅱ（AngⅡ）收缩血管与刺激肾上腺释放醛固酮的作用均受到抑制，产生治疗作用。同时，AT_1 受体被阻滞后，反馈性地使血浆肾素增加 2～3 倍，导致血浆 AngⅡ 浓度升高，激活 AT_2 受体，进而激活缓激肽—NO 途径，产生舒张血管、降低血压、抑制心血管重构等作用，有益于高血压与心力衰竭的治疗。

代表药物
- 氯沙坦（Losartan）
- 缬沙坦（Valsartan）
- 厄贝沙坦（Irbesartan）

作用：阻止 AngⅡ 与 AT_1 结合

特点：
- 对 ACE 途径及非 ACE 途经产生的 AngⅡ 均有拮抗作用。
- 对缓激肽无影响，不良反应少，不易致咳嗽，不易引起血管神经性水肿。
- 治疗 CHF 作用同 ACEI。

二、代表药物举例

详见表 23-2。

表 23-2　AT_1 受体拮抗药代表药物及临床应用

代表药物	临床应用
氯沙坦	高血压，改善左心室肥厚；心肌梗死；老年人、肝硬化或肾功能损害伴发充血性心力衰竭者；防治血管成形术后再狭窄
缬沙坦	各类轻、中度高血压，尤其适用于肾损害所致继发性高血压或 ACEI 不耐受的患者；逆转左心室肥厚和血管壁增厚（长期）
伊贝沙坦（Erbesartan）	高血压；高血压合并糖尿病肾病患者
坎替沙坦（Candesartan）	高血压，逆转左心室肥厚、保护肾功能

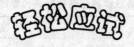

一、选择题

1. 卡托普利的降压作用机制不包括

   A. 抑制局部组织中 RAS

   B. 抑制循环中 RAS

   C. 减少缓激肽的降解

   D. 抑制肾素分泌

   E. 促进前列腺素的合成

2. ACEI 的作用特点不包括

   A. 适用于各型高血压

B. 降压时可反射性加快心率

C. 长期应用不易引起电解质紊乱

D. 可防止和逆转高血压患者血管壁的增厚

E. 能改善高血压患者的生活质量，降低死亡率

3. 关于 ACEI 错误的叙述是

A. 降低 RAS 的活性

B. 抑制缓激肽水解

C. 促进动脉壁、心室增生、肥厚

D. 可治疗充血性心力衰竭

E. 可治疗高血压

4. 关于卡托普利，下列哪种说法是错误的

A. 降低外周血管阻力

B. 可用于治疗心力衰竭

C. 与利尿药合用可加强其作用

D. 可增加体内醛固酮水平

E. 抑制缓激肽水解

5. ACEI 的作用机制是

A. 抑制肾素合成

B. 阻滞 Ang II 受体

C. 使动脉壁、左心室室壁增厚

D. 抑制血管紧张素转化酶活性

E. 增加体内醛固酮水平

6. 氯沙坦降压的机制是

A. 抑制肾素合成

B. 阻滞 Ang II 受体

C. 使动脉壁、左心室室壁增厚

D. 抑制血管紧张素转化酶活性

E. 阻滞 Ang I 受体

7. ACEI 的不良反应不包括：

A. 血糖升高

B. 血管神经性水肿

C. 对肾血管狭窄者，易导致肾功能损害

D. 刺激性咳嗽

E. 高血钾

二、问答题

1. 简述 ACEI 的药理作用、作用机制及临床应用。

2. 简述氯沙坦的药理作用和临床应用。

3. 简述 ACEI 的共同作用特点。

4. 简述 AT_1 受体拮抗药的基本药理作用、代表药物以及与 ACEI 的异同。

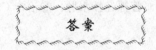

答案

一、选择题

A 型题：

1. D　　2. B　　3. C　　4. D　　5. D　　6. B　　7. A

二、问答题

1.（1）ACEI 药理作用与作用机制：

ACE 可以将 10 肽的血管紧张素 I（Ang I）转化成为 8 肽的血管紧张素 II（Ang II）。另外，Ang II 的产生尚有非 ACE 依赖途径，一些酶如胰蛋白酶、糜蛋白酶、组织蛋白酶 G、激肽释放酶等均可使 Ang I 转化为 Ang II。ACEI 有以下几方面的作用：

1）抑制 ACE，减少血液循环中和局部组织中 Ang II 的产生，减轻 Ang II 的不利作用。如血管收缩、促进醛固酮释放、导致水钠的潴留；促进儿茶酚胺的释放，引起血管的增生和心肌的病理性肥厚并刺激心肌细胞的死亡等效应。

2）增加缓激肽的水平。缓激肽进而通过刺激 NO、cGMP、血管活性前列腺素的产生，而发挥扩张血管、拮抗 Ang II、抑制血管和心肌生长的作用。

3）抑制心脏重构。ACEI 抑制心脏的重构和肥厚是其降低 CHF 病死率的重要原因。Ang II 作用于 AT_1 受体后，引起细胞增殖和心肌的构型重建。ACEI 减少 Ang II 的产生，

阻止 Ang II、NA 和醛固酮的促生长作用，并增强缓激肽抑制心脏重构的作用。

(2) 临床应用

1) 治疗各型高血压，对高肾素型高血压和肾性高血压较好

2) 治疗充血性心力衰竭与心肌梗死

——能降低心肌梗死并发心力衰竭的病死率；

——能改善血流动力学和器官灌流。

3) 糖尿病肾病是美国食品和药物管理局（FDA）唯一批准的用于该疾病治疗的 ACEI

2.(1) 氯沙坦的药理作用：属于非肽类血管紧张素受体亚型 1（AT_1）受体阻滞药，属于二苯咪唑类化合物，在体内转化为 EXP-3174 与 AT_1 受体相结合，阻滞 AT_1 受体，发挥抗高血压作用，并可逆转高血压所致左心室心肌肥厚。有促进尿酸排泄的作用，对于减轻高血压患者应用利尿药后可能引起的高尿酸血症是有利的。

(2) 氯沙坦的临床应用：主要用于高血压的治疗。可单独口服给药，也可与利尿药合用，更适合于老年人、肝硬化或肾功能损害的患者。氯沙坦与氢氯噻嗪合用能明显增加降压效应。还可用于：①改善左心室肥厚；②治疗充血性心力衰竭；③治疗心肌梗死；④防治血管成形术后再狭窄；⑤肾保护作用。

3. ACEI 的共同作用特点

(1) 降压作用强且迅速、适用于各型高血压，

(2) 降压时不伴有反射性心率加快，对心排血量无明显影响；

(3) 可防止或逆转高血压患者的血管壁增厚、心肌肥大和心肌重构；

(4) 能增加肾血流量，保护肾；

(5) 能改善胰岛素抵抗，长期应用不易引起电解质紊乱和脂质代谢障碍；

(6) 久用不易产生耐受性。

4. AT_1 受体拮抗药的基本药理作用为阻止 Ang II 与 AT_1 结合；代表药物有氯沙坦、缬沙坦和厄贝沙坦；特点：①对 ACE 途径及非 ACE 途经产生的 Ang II 均有拮抗作用。②对缓激肽无影响，不良反应少，不易致咳嗽，血管神经性水肿。③治疗 CHF 作用同 ACEI。

（周　虹）

第二十四章　利尿药和脱水药

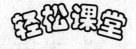

第一节　利尿药

一、利尿药概述

利尿药→肾→↑Na^+、Cl^-、H_2O 等排出→利尿作用

表 24-1　利尿药物的分类

分类	作用部位	代表药物	作用强度
袢利尿药	髓袢升支粗段	呋塞米（速尿）	高效能
噻嗪类利尿药	远曲小管近端	氢氯噻嗪	中效能
保钾利尿药	远曲小管远端和集合管	螺内酯、氨苯蝶啶	低效能
碳酸酐酶抑制药	近曲小管	乙酰唑胺	弱
渗透性利尿药	髓袢及其他	甘露醇	

二、利尿药作用的生理学基础

尿液的形成过程：

$\begin{cases} 肾小球滤过 \\ 肾小管、集合管的重吸收 \\ 肾小管、集合管的分泌 \end{cases}$

（一）肾小球的滤过作用

正常人原尿量 180L/d，但是由于 99% 原尿被肾小管再吸收，终尿量只有 1～2L/d。因此，目前常用的利尿药不是作用于肾小球，不过在肾滤过功能严重降低的患者，增加滤过率也能利尿。

（二）肾小管重吸收

1. 近曲小管　通过 Na^+-K^+-ATP 酶和 H^+-Na^+ 交换子再吸收原尿中 Na^+ 的 65%。目前应用的利尿药中，只有碳酸酐酶抑制药在近曲小管中起作用。碳酸酐酶使 H^+ 生成减少，H^+-Na^+ 交换减少，由于以下各段对 Na^+ 的再吸收代偿性增多，故利尿作用弱。

2. 髓袢升支粗段髓质和皮质部　是高效能利尿药的重要作用部位，再吸收原尿中 Na^+ 的约 35%，依赖于管腔膜上的 Na^+-K^+-$2Cl^-$ 共转运子。细胞内的 K^+ 扩散返回管腔，形成 K^+ 的再循环，造成管腔内正电压，驱动 Mg^{2+}、Ca^{2+} 再吸收。因此，作用于髓袢升支粗段的药物增加

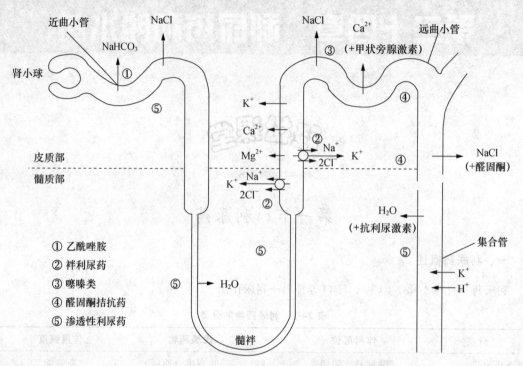

图 24-1 肾小管转运系统及利尿药的作用部位

NaCl、Mg^{2+}、Ca^{2+} 的排出。

稀释功能：此段对水不通透，随着 NaCl 的再吸收，原尿渗透压逐渐降低。

浓缩功能：转运到髓质间液中的 NaCl 在逆流倍增机制的作用下，与尿素一起共同形成髓质高渗区，低渗尿流经集合管时，在抗利尿激素（ADH）调节下，大量的水被再吸收。

轻松记忆

袢利尿药→↓尿液的稀释和浓缩功能→强大的利尿作用

3. 远曲小管及集合管

远曲小管近端再吸收原尿中 Na^+ 的 10%，主要通过 Na^+-Cl^- 共转运子。氢氯噻嗪作用于该部位，产生中度的利尿作用。

远曲小管远端和集合管再吸收原尿 Na^+ 的 5%，通过 H^+-Na^+ 交换、K^+-Na^+ 交换和醛固酮调节。

三、常用利尿药

表 24-2 常用利尿药药理机制、临床应用及不良反应

药物	作用部位	作用机制	临床应用	不良反应
呋塞米 布美他尼 依他尼酸	髓袢升支粗段 皮质和髓质部	抑制 Na^+-K^+-$2Cl^-$ 同向转运系统，抑制 Na^+、Cl^- 的重吸收 扩张肾血管	急性肺水肿和脑水肿 其他严重水肿：急性心、肝、肾性水肿 加速毒物排出 高钙血症和高钾血症 急、慢性肾衰竭 高血压危象	水和电解质紊乱：五低（低容、低钾钠镁氯） 耳毒性 高尿酸血症 过敏反应 胃肠道反应
噻嗪类 氯噻酮	远曲小管近段 （皮质部）	抑制 Na^+、Cl^- 的同向转运	消除各型水肿 高血压 尿崩症	三低：钾钠镁 三高：糖脂尿酸

续表

药物	作用部位	作用机制	临床应用	不良反应
乙酰唑胺	近曲小管	抑制碳酸酐酶	青光眼 急性高山病的防治	过敏 代谢性酸中毒
螺内酯	远曲小管 集合管	竞争醛固酮受体，间接地抑制 Na^+-K^+ 交换	醛固酮增高的顽固性水肿（如肝硬化和肾病综合征水肿） 与其他利尿药合用防低钾	妇女多毛 男性乳房发育
氨苯蝶啶	远曲小管 集合管	直接抑制 Na^+-K^+ 交换	各种轻度水肿	偶见嗜睡、恶心、呕吐 久服可致高血钾

第二节　脱水药

常用药物：甘露醇（Mannitol）、山梨醇、葡萄糖（50%）和尿素。

【体内过程特点】
静脉注射后不易通过毛细血管进入组织
易经肾小球滤过
不易被肾小管再吸收
在体内不被代谢

【药理作用】脱水、利尿

【临床应用】
脑水肿（首选甘露醇）
急性肺水肿
青光眼急性发作和患者术前降眼压
预防急性肾衰竭

【不良反应】注射过快时可引起一过性头痛、眩晕、畏寒和视物模糊；血容量迅速增加、慢性心力衰竭者禁用。

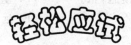

一、选择题

【A型题】

1. 呋塞米与下列哪类药合用会增强耳毒性
   A. 大环内酯类
   B. 氨基糖苷类
   C. β-内酰胺类
   D. 四环素类
   E. 氯霉素

2. 下列关于呋塞米药代动力学的叙述，正确的是
   A. 口服 30min 起效，静推 5min 起效
   B. 维持 1～2h
   C. 主要在肝内代谢灭活
   D. $t_{1/2}$ 为 3h
   E. 存在肝肠循环

3. 呋塞米的利尿作用机制是

A. 抑制 K^+-Na^+-$2Cl^-$ 共同转运系统

B. 抑制 Na^+-Cl^- 转运系统

C. 抑制碳酸酐酶的活性

D. 抑制远曲小管对 Na^+ 的吸收

E. 拮抗醛固酮受体

4. 呋塞米与强心苷合用易出现室性早搏主要是因为

A. 低钾血症

B. 低镁血症

C. 低氯性碱血症

D. 高尿酸血症

E. 低钙血症

5. 下列利尿药作用最强的是

A. 阿米洛利

B. 布美他尼

C. 氢氯噻嗪

D. 氨苯蝶啶

E. 螺内酯

6. 下列哪一项不是呋塞米的适应证

A. 急性肺水肿

B. 充血性心力衰竭

C. 脑水肿

D. 无尿的肾衰竭

E. 加速毒物的排泄

7. 关于噻嗪类利尿药降压作用机制，下列哪一项是错误的

A. 排钠利尿，细胞外液和血容量减少

B. 降低动脉壁细胞内钠的含量，使胞内钙量减少

C. 降低血管平滑肌对血管活性物质的反应性

D. 诱导动脉壁产生扩血管物质

E. 长期应用噻嗪类药物，可降低血浆肾素活性

8. 能减少房水生成、降低眼内压的药物是：

A. 氢氯噻嗪

B. 布美他尼

C. 氨苯蝶啶

D. 阿米洛利

E. 乙酰唑胺

9. 下列哪一种药物有增加肾血流量的作用

A. 呋塞米

B. 阿米洛利

C. 乙酰唑胺

D. 氢氯噻嗪

E. 氯酞酮

10. 治疗特发性高尿钙症及尿钙结石可选用

A. 呋塞米

B. 氢氯噻嗪

C. 螺内酯

D. 氨苯蝶啶

E. 甘露醇

11. 氢氯噻嗪的主要作用部位在

A. 近曲小管

B. 集合管

C. 髓袢升支

D. 髓袢升支粗段

E. 远曲小管的近端

二、问答题

1. 试述呋塞米药理作用及临床应用。

2. 试述氢氯噻嗪的药理作用及机制、临床应用及不良反应。

3. 简述低效利尿药的代表药物和共同特点，以及各自的机制和应用特点。

4. 简述甘露醇的作用及临床应用。

答案

一、选择题

A 型题：

1. B   2. A   3. A   4. A   5. B   6. D   7. E   8. E   9. A   10. B

11. E

二、问答题

1. （1）呋塞米的药理作用：主要抑制髓袢升支粗段髓质部和皮质部对 Cl^- 的主动再吸收和 Na^+ 的被动再吸收，降低肾稀释功能；另一方面由于再吸收到髓质间液的 NaCl 减少，髓质高渗状态减弱，尿的浓缩功能受抑制，结果集合管尿液中水的再吸收减少，而产生利尿作用。

（2）呋塞米的临床应用

1）心源性、肝源性、肾源性的各类水肿，多用于其他利尿药无效的各种顽固性水肿。

2）急性肺水肿和脑水肿：可通过利尿和扩张血管，减少血容量和细胞外液，进而减少回心血量。

3）预防急性肾衰竭：通过利尿，促进有害物质的排泄并减轻肾小管萎缩坏死。

4）药物中毒时可强迫利尿，加速毒物排泄。

2. （1）氢氯噻嗪的药理作用及机制

1）利尿作用：抑制肾小管髓袢升支粗段皮质部 Cl^-、Na^+ 的重吸收。

2）降压作用。

3）抗利尿作用：可能与抑制磷酸二酯酶、使远曲小管和集合管 cAMP 增加有关。

（2）氢氯噻嗪的临床应用

1）治疗各种原因所致的水肿，为轻、中度心源性水肿首选的利尿药。

2）防治高血压，作为基础降压药与其他药物合用，减少不良反应，提高疗效。

3）肾性尿崩症和加压素无效的中枢性尿崩症。

（3）氢氯噻嗪的不良反应

1）长期应用可引起电解质紊乱，如低血钾。

2）反复使用可出现高血糖、高尿酸血症。

3. 低效利尿药有：①醛固酮拮抗剂——安体舒通（螺内酯）；②K^+-Na^+ 交换抑制剂：氨苯蝶啶。

共同特点为：上述两种为保钾利尿药，利尿作用弱、慢、持久，突出的副作用是高钾血症。

（1）安体舒通的作用：醛固酮竞争性拮抗剂，对抗醛固酮在远曲小管及集合管的留钠排钾作用，使尿中 Na^+ 及水排出增加。

应用：常与噻嗪类使用，用于伴有醛固酮增多的顽固性的心、肝、肾性水肿。

（2）氨苯蝶啶的作用：直接抑制远曲小管及集合管的 K^+-Na^+ 交换，产生排钠利尿作用。作用比安体舒通强，且不受血中醛固酮的影响。

应用：常与中效、高效利尿药合用于肝硬化腹水及其他顽固性水肿。

4. 甘露醇的作用：

（1）利尿：脱水药分子使肾小管腔内渗透压升高，阻止水、Na^+、K^+、Cl^- 的再吸收，而增加尿量的排出。

（2）脱水：提高血浆渗透压，使组织中潴留的水分迅速转移到血液。

应用：①脑水肿、青光眼；②预防急性肾衰竭：通过利尿以维持足够尿量和减轻肾间质水肿和肾缺血。

（周　虹）

第二十五章　抗高血压药

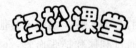

第一节　利尿药

一、氢氯噻嗪

【降压作用机制】

氢氯噻嗪
- 用药初期：通过排 Na^+ 利尿，使血容量减少，而使血压下降
- 长期用药（3～4 周后）：使血管平滑肌细胞内 Na^+ 减少，通过 Na^+-Ca^{2+} 交换机制，使细胞内 Ca^{2+} 减少，导致血管平滑肌对 NA 等缩血管物质的敏感性降低，血管扩张，后负荷降低，血压下降

【降压特点】
- 口服吸收良好
- 降压作用温和，持久

【不良反应】
- 长期应用可使血浆肾素水平升高，血管紧张素及醛固酮分泌增多，导致水钠潴留，产生耐受性
- 低血钾
- 高血糖，高血脂
- 升高血尿酸

二、吲达帕胺

【降压特点】
- 口服吸收良好，维持时间较久
- 降压效应中等
- 不影响血糖、血脂代谢
- 不良反应小（失钾）

第二节　影响血管紧张素 II 形成和作用药

一、血管紧张素转化酶抑制剂（ACEI）

卡托普利

【药理作用】

抑制血管紧张素 I 转化酶（ACE）：使 Ang II 生成减少，血管舒张，外周阻力下降，血压下降

抑制激肽酶，使缓激肽降解减少，血管扩张，血压下降

促进血管内皮 NO 释放，抑制心肌和血管平滑肌增殖及构型重建

清除自由基：抑制微粒体脂质过氧化酶，抑制白细胞产生自由基，减少超氧游离基产生

对脂质代谢的影响：降低三酰甘油（TG）和总胆固醇（TC），增加高密度胆固醇（HDL）

【临床应用】

各期高血压

充血性心力衰竭

【不良反应】

低血压

咳嗽

高血钾

血管神经性水肿

其他：影响胎儿发育，皮疹，味觉障碍，蛋白尿，急性肾衰竭，偶见中性粒细胞减少

二、血管紧张素 II 受体阻滞药（ARB）

氯沙坦

【药理作用及机制】

降血压：选择性阻滞 AT_1 受体，拮抗 Ang II 介导的血管收缩、醛固酮释放、促心肌和血管平滑肌增殖

促进尿酸排泄

【临床应用】

高血压：降压特点是口服起效快、作用维持久——24h 平稳降压，3～6 周后达最大效应

充血性心力衰竭：改善左心室肥厚

心肌梗死：降低心脏负荷

血管成形术后：抑制再狭窄

【不良反应】

较 ACEI 少：较少引起干咳及血管神经性水肿，但仍可致低血压及高血钾；禁用于妊娠患者。

第三节　血管舒张药

一、直接舒张血管药

（一）肼屈嗪

【降压特点】
起效快，效果明显——中度高血压
【不良反应】
反射性兴奋交感神经：
　　心率加快、耗氧量增多，导致心悸、心绞痛，宜合用β阻滞药
　　肾素分泌增多，可致水钠潴留，引起耐受性，宜合用利尿药
消化道症状
神经系统症状
长期大量（<200mg/d）应用：系统性红斑狼疮综合征

（二）硝普钠

【降压作用机制】
　　化学性质为亚硝基铁氰化钠（NO供体），进入血管内皮细胞或红细胞后释出NO，激活血管平滑肌细胞内鸟苷酸环化酶，使环磷酸鸟苷（cGMP）生成增多，血管扩张，血压下降。
【降压特点】
起效快，维持时间短；口服不吸收，需静脉给药
松弛小动脉（阻力血管），减轻后负荷，且松弛静脉（容量血管），减轻前负荷；改善心功能
【临床应用】
高血压危象
急、慢性心力衰竭
【不良反应】
过度降压
硫氰化物蓄积中毒：急性精神病
甲状腺功能减退

二、钙通道阻滞药

（一）硝苯地平

【降压特点】
口服吸收良好，起效快。
【不良反应】
作用短暂，可致血压剧烈波动；可引起反射性心率加快，此种情况下可合用β受体阻滞药。

（二）氨氯地平

【降压特点】
对血管平滑肌选择性更强
口服吸收率及生物利用度更高（>90%）
起效和缓，渐进降压，疗效维持久

【临床应用】

用于轻、中度高血压、稳定型及变异型心绞痛。

【不良反应及防治】

可反射性兴奋交感神经，使心率加快：合用 β 受体阻滞药
使肾素分泌增多，导致水钠潴留：合用噻嗪类利尿药

三、钾通道开放药

（一）共同降压机制

激活 ATP 敏感性 K^+ 通道，促进 K^+ 外流，抑制细胞膜超极化电压依赖性 Ca^{2+} 通道，使
  Ca^{2+} 内流减少，血管扩张，血压下降
Na^+-Ca^{2+} 交换机制，促进细胞内 Ca^{2+} 外流，细胞膜内面结合 Ca^{2+} 增多，血管扩张，血压下降
使激动药引起的 IP_3 蓄积减少，细胞内储库 Ca^{2+} 释放减少

（二）代表药物

1. 米诺地尔

【降压特点】

口服易吸收，起效快，降压作用强大而持久。

【临床应用】

用于重症原发性或肾性高血压。

【不良反应】

降压时反射性兴奋交感神经：水肿、心悸、体位性低血压；
长期应用（数月，10mg/d）可致多毛症。

2. 二氮嗪

【降压特点】

降压作用快而强：高血压危象急救
可松弛子宫平滑肌

【不良反应】

降压时反射性兴奋交感神经
抑制胰岛 β 细胞分泌胰岛素，升高血糖

第四节　肾上腺素受体阻滞药

一、β受体阻滞药

普萘洛尔（Propranolol）

【降压作用机制】

肾：阻滞球旁器 $β_1$ 受体，肾素分泌减少，血管紧张素 Ⅱ 水平下降
心脏：阻滞 $β_1$ 受体，心排血量减少
中枢：阻滞 β 受体，抑制中枢兴奋性神经元，导致外周交感神经张力下降，血管阻力增大
突触前膜：阻滞交感神经末梢突触前膜 $β_2$ 受体，使递质释放减少

【降压特点】

口服起效缓慢，降压作用温和

不引起体位性低血压

长期应用不易产生耐受性

【临床应用】

单用适于轻度高血压（抗高血压一线药物）

与利尿药、血管扩张药合用于中、重度高血压

【不良反应及用药注意】

心动过缓，支气管痉挛，恶心，腹泻，乏力

精神方面副作用：多梦，幻觉，失眠，抑郁

小剂量（40～60mg/d）开始，久用不宜骤停

心力衰竭及哮喘患者禁用

二、α₁ 受体阻滞药

哌唑嗪

【降压作用机制】

选择性阻滞突触后膜 α₁ 受体。

【降压特点】

降压效力中等偏强。

【不良反应】

首剂效应综合征。

三、α₁、β 受体阻滞药

拉贝洛尔

【降压作用机制】

阻滞 α₁、β₁、β₂ 受体；对 α₂ 无效，负反馈调节仍存在。

【降压特点】

降压作用温和，不良反应轻，适于各型高血压。

【不良反应】

较易引起体位性低血压。

第五节　交感神经阻滞药

一、中枢性抗高血压药

（一）可乐定

【降压作用机制】

1. 中枢机制

选择性激动延脑孤束核次一级神经元（抑制性），兴奋突触后膜 α₂ 受体，抑制外周交感神经活性，血压下降

激动延髓腹外侧核吻侧端咪唑啉受体，抑制外周交感神经活性，血压下降

2. 外周机制　激动外周交感神经神经末梢突触前膜 α₂ 受体，抑制 NA 释放（负反馈），血压下降

【降压特点】

1. 起效快，口服吸收良好，降压效力中等偏强
2. 用药过程中不引起明显的体位性低血压
3. 久用可致水钠潴留，产生耐受性
4. 镇静作用。

【临床应用】

中度高血压：口服
高血压危象：静脉点滴

【不良反应及防治】

中枢抑制、消化道抑制
久用可致水钠潴留：合用利尿药
停药综合征（反跳现象）：合用 α 受体阻滞药酚妥拉明

（二）α-甲基多巴

【降压作用机制】α-甲基多巴易透过血脑屏障，被 NA 能神经元摄取后，在多巴脱羧酶作用下，生成 α-甲基多巴胺，继续经多巴胺 β 羟化酶作用，生成 α-甲基 NA，从而兴奋中枢 α_2 受体。

【降压特点】

口服吸收率、显效时间略逊于可乐定
作用强度、降压机制类似于可乐定
降低肾血管阻力作用强

【不良反应】

中枢抑制、消化道抑制：类似于可乐定
长期（＞6 个月），大剂量（1.0g/d）：抗球蛋白阳性反应
自身免疫反应：溶血性贫血、血小板及粒细胞减少，红斑狼疮样综合征，肝损害

（三）莫索尼定

【降压作用机制】

激动延髓腹外侧核吻部 Ⅱ-咪唑啉受体，抑制外周交感活性，血压下降。

【降压特点】

口服吸收良好，起效快
生物半衰期较长，可减少给药次数
不良反应较轻
用于轻、中度高血压

二、神经节阻滞药

美加明

【降压特点】

降压作用强大、迅速
仅适用于其他降压药无效的急进性高血压、高血压脑病和高血压危象时的紧急降压

【不良反应】

> 多、且较重
> 体位性低血压
> 副交感神经节阻滞症状
> 反复多次给药易出现耐受性

三、抗去甲肾上腺素能神经末梢药

（一）利血平

【降压作用机制】与外周及中枢 NA 能神经末梢囊泡膜上胺泵结合，抑制递质（NA，5-HT）合成、储存及再摄取，使囊泡内递质耗竭，阻滞交感神经冲动传导，血管扩张，血压下降。

【降压特点】
> 降压作用：起效缓慢，温和，持久
> 中枢抑制作用：镇静、安定作用

【临床应用】轻、中度高血压：不宜单独长期应用，多与其他药物组成复方使用

【不良反应】
> 副交感神经兴奋症状
> 诱发和加重溃疡
> 中枢抑制：镇静，嗜睡，精神抑郁症

轻松记忆

抗高血压药的应用原则——

根据病情选药（一病情）；

根据合并症选药（二合症）；

按药物作用特点联合用药（三联用）；

剂量个体化（四个性）。

（二）胍乙啶

【降压作用机制】
取代 NA 被摄入囊泡内，使递质耗竭。

【降压特点】
> 降压作用强而持久，伴有心率减慢
> 无中枢抑制作用
> 久用可产生耐受性——水钠潴留
> 易发生体位性低血压

【临床应用】
中、重度高血压。

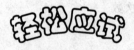

轻松应试

一、选择题

【A 型题】

1. 有关氢氯噻嗪降血压的药理作用中，错误的是
   A. 可降低血管平滑肌对 NA 等缩血管物质的反应性
   B. 长期应用治疗高血压的机制是通过排 Na^+ 利尿减少血容量所致
   C. 产生利尿作用的同时可导致低血 K^+
   D. 可降低动脉壁细胞内 Na^+ 含量，继而使

细胞内 Ca^{2+} 含量降低

E. 不宜用于有痛风病史的高血压患者

2. 有关卡托普利药理作用的叙述中，正确的是

A. 抑制 ACE，使血管紧张素 II 生成减少

B. 不引起血管神经性水肿和咳嗽

C. 降压的同时可致低血 K^+

D. 激活激肽酶，促进缓激肽降解

E. 促进心肌和血管平滑肌增殖，生成新的血管和心肌组织

3. 下列有关硝苯地平降血压作用的叙述中，错误的是

A. 对血管平滑肌的选择性强，扩张血管作用占优势

B. 作用短暂，可致血压剧烈波动

C. 降血压的同时可引起窦性心动过缓

D. 口服吸收良好，生物利用度高

E. 可促进肾素分泌，引起水钠潴留，导致降压疗效降低

4. 下列抗高血压药物中，属于钾通道开放药的是

A. 拉贝洛尔

B. α-甲基多巴

C. 地尔硫䓬

D. 普萘洛尔

E. 米诺地尔

5. 下列药物中，通过耗竭递质产生降血压作用的药物是

A. 可乐定

B. 氨氯地平

C. 胍乙啶

D. 莫索尼定

E. 硝苯地平

6. 下列抗高血压药物中，易引起精神抑郁的是

A. 哌唑嗪

B. 氢氯噻嗪

C. 二氮嗪

D. 利血平

E. 肼屈嗪

【B 型题】

A. 可乐定

B. 吲达帕胺

C. 氯沙坦

D. 硝苯地平

E. 氢氯噻嗪

1. 降压的同时可促进尿酸排泄的是

2. 降压的同时伴有利尿作用的是

3. 可反射性加快心率的是

4. 可致高血糖的是

5. 降压的同时伴有镇静作用的是

A. 阻滞交感神经突触后膜 α_1 受体

B. 耗竭交感神经末梢囊泡内递质

C. 阻滞交感神经节

D. 兴奋交感神经中枢及外周 α_2 受体

E. 阻滞交感神经中枢及外周 β 受体

6. 可乐定的降压作用机制是

7. 哌唑嗪的降压作用机制是

8. 美加明的降压作用机制是

9. 利血平的降压作用机制是

10. 普萘洛尔的降压作用机制是

【X 型题】

1. 普萘洛尔的降压作用机制与下列哪项有关

A. 阻滞交感神经中枢 β 受体

B. 阻滞交感神经末梢突触前膜 β_2 受体

C. 阻滞支气管平滑肌 β_2 受体

D. 阻滞肾球旁器 β_1 受体

E. 阻滞心脏 β_1 受体

2. 氯沙坦的药理学作用中，正确的是

A. 较少引起咳嗽和血管神经性水肿

B. 可选择性阻滞血管紧张素 AT_1 受体

C. 降压同时可致高血钾

D. 可用于治疗充血性心力衰竭

E. 可用于有痛风病史的高血压患者

二、问答题

1. 抗高血压药物分为哪几类？举出代表药名，并详述其药理作用机制。

2. 举例说明影响血管紧张素系统的抗高血压药物的分类，并比较其药理作用及不良反应的

异同点。

3. 详述肾上腺素 β 受体阻滞药的降血压作用特点及机制。

答案

一、选择题

A 型题：

1. B 　　2. A 　　3. C 　　4. E 　　5. C 　　6. D

B 型题：

1. C 　　2. B 　　3. D 　　4. E 　　5. A 　　6. D 　　7. A 　　8. C 　　9. B 　　10. E

X 型题：

1. ABCDE 　　2. ABCDE

二、问答题

（略）

（章国良）

第二十六章　治疗心力衰竭的药物

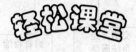

一、心力衰竭的病理生理学

（一）心力衰竭时心肌功能及结构变化

1. 心肌功能变化

- 舒张性心力衰竭：心室充盈异常，心室顺应性降低，心排血量减少，心室舒张末期压增高，体循环及（或）肺循环淤血；
- 收缩性心力衰竭：心肌收缩力减弱，心排血量减少，射血分数下降，组织血液灌注不足。

2. 心脏结构变化　心肌肥厚，心腔扩大。

（二）心力衰竭时神经内分泌变化

- 交感神经系统激活：早期可起代偿作用，长期激活可使心肌后负荷及耗氧增量增加，促进心肌肥厚，诱发心律失常甚至猝死；
- 肾素—血管紧张素—醛固酮系统激活：早期可起代偿作用，长期激活增加心脏负荷，加重心力衰竭；

（三）心力衰竭时心肌肾上腺素 β 受体信号转导的变化

- β 受体密度降低，数目减少：减轻去甲肾上腺素对心肌的损害；
- β 受体与兴奋 Gs 蛋白脱偶联或减敏：心肌收缩功能障碍；
- G 蛋白偶联受体激酶活性增加：G 蛋白脱偶联或减敏。

二、治疗心力衰竭药物的药理作用及适用范围

（一）肾素-血管紧张素-醛固酮系统抑制药

1. 血管紧张素转化酶抑制药　适用于各阶段的心力衰竭患者

- 降低外周血管阻力降低心脏后负荷：减弱血管紧张素Ⅱ收缩血管作用，增加缓激肽，发挥其扩血管作用；
- 减少醛固酮生成：减少水钠潴留，降低心脏前负荷；
- 抑制心肌及血管重构：减弱血管紧张素Ⅱ及醛固酮所致心肌及血管重构的作用；
- 对血流动力学的影响：降低全身血管阻力，增加心排血量，降低左室充盈压及左室舒张末压，降低室壁张力，改善心脏舒张功能，降低肾血管阻力，增加肾血流量；
- 降低交感神经活性：抗交感神经作用，恢复下调的 β 受体数目，增加 Gs 蛋白量。

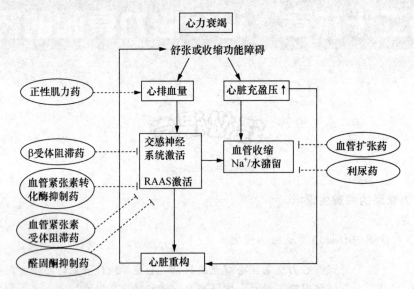

图 26-1　心功能障碍的病理生理学及药物作用的环节
注：RAAS，肾素—血管紧张素—醛固酮系统

2. 血管紧张素受体拮抗药　常作为对血管紧张素转化酶抑制药不耐受者的替代品，对心力衰竭作用与血管紧张素转化酶抑制药相似。

3. 醛固酮拮抗药
减少水钠潴留，降低心脏前负荷以及独特的抗心肌重构作用。

(二) 利尿药：适用于轻度心力衰竭患者

促进 Na^+ 和 H_2O 的排泄，减少血容量，降低心脏前负荷，改善心功能；
降低静脉压，消除或缓解静脉淤血及其所引发的肺水肿和外周水肿；
久用可扩张血管降低心肌后负荷；
但大剂量利尿药会加重心力衰竭。

(三) β受体阻滞药

主要用于扩张型心肌病，应从小剂量开始，合并其他抗心力衰竭药物，长期应用
拮抗交感活性：拮抗过量儿茶酚胺对心脏的毒性作用，久用上调 β 受体数目和敏感性（β
　受体上调的益处尚有争议）；
抑制肾素—血管紧张素—醛固酮系统；
抗心律失常与抗心肌缺血作用。

(四) 强心苷类

现多用于以收缩功能障碍为主，对利尿药、血管紧张素转化酶抑制药、β受体阻滞药、螺内酯等疗效欠佳的患者，与上述抗心力衰竭药物联合应用。

正性肌力作用：加快心肌纤维缩短速度，使心肌收缩敏捷，加强心肌收缩力，增加心排血量，不增加甚至降低心肌耗氧量；

减慢心率：反射性兴奋迷走神经，抑制窦房结并增加心肌对迷走神经的敏感性；

对传导组织和心肌电生理特性的影响：治疗剂量可缩短心房和心室动作电位时程和有效不应期，增加心房肌细胞静息电位，加快心房传导速度；

对神经和内分泌系统的作用：兴奋脑干副交感神经，减少血管紧张素Ⅱ及醛固酮含量；

利尿作用：增加肾血流量和肾小球滤过功能，减少肾小管对 Na^+ 重吸收，促进钠、水的排出；

对血管的作用：收缩血管，但是其对交感神经活性降低作用强于缩血管的作用，因此最终引起血管阻力降低。

（五）扩血管药

扩张静脉，减少静脉回心血量，降低心脏前负荷，缓解肺淤血症状；

扩张小动脉，降低外周阻力，减轻心脏后负荷，增加心排血量，缓解组织缺血症状。

（六）非苷类正性肌力药

包括β受体激动药和磷酸二酯酶抑制药，但可增加心力衰竭患者病死率，不宜作为常规治疗用药。

三、治疗心力衰竭药物的分类及代表药物

（一）肾素-血管紧张素-醛固酮系统抑制药

血管紧张素转化酶抑制药：卡托普利等；

血管紧张素受体拮抗药：氯沙坦等；

醛固酮拮抗药：螺内酯等。

（二）利尿药

代表药物：氢氯噻嗪、呋塞米等。

（三）β受体阻滞药

代表药物：美托洛尔、卡维地洛、比索洛尔等。

（四）强心苷类

代表药物：地高辛等。

（五）扩血管药

代表药物：硝普钠、硝酸酯类、肼屈嗪、哌唑嗪等。

（六）非苷类正性肌力药

代表药物：米力农、维司力农等。

轻松应试

一、名词解释

1. 正性肌力药物（positive inotropic drugs）

2. 强心苷（cardiac glycosides）

二、选择题

【A 型题】

1. 强心苷中毒引起快速性心律失常，下述哪项治疗措施是错误的
   - A. 停药
   - B. 口服氯化钾
   - C. 用苯妥英钠
   - D. 静脉注射呋塞米
   - E. 可口服考来烯胺，以打断强心苷的肝肠循环

2. 强心苷正性肌力作用的基本机制是
   - A. 兴奋收缩蛋白
   - B. 作用于调节蛋白
   - C. 影响物质和能量供应
   - D. 增加心肌细胞内 Ca^{2+} 量
   - E. 抑制磷酸二酯酶

3. 血管扩张药治疗心力衰竭的药理依据主要是
   - A. 扩张冠状动脉，增加心肌供氧量
   - B. 减少心肌耗氧量
   - C. 减轻心脏的前、后负荷
   - D. 降低血压
   - E. 降低心排血量

4. 能防止和逆转心室肥厚的药物是
   - A. 氨力农

   - B. 地高辛
   - C. 哌唑嗪
   - D. 卡托普利
   - E. 扎莫特罗

【B 型题】

   - A. β受体阻滞药
   - B. 地高辛
   - C. 西地兰
   - D. 卡托普利
   - E. 氯沙坦

1. 充血性心力衰竭的危急病例应选择
2. 稳定型心绞痛合并心力衰竭
3. 对血管紧张素转化酶抑制药不能耐受的心力衰竭患者
4. 合并心房颤动的心力衰竭患者

【X 型题】

心力衰竭时神经-内分泌变化有
   - A. 交感神经活性增高
   - B. 肾素-血管紧张素-醛固酮系统激活
   - C. 血管收缩
   - D. β受体下调
   - E. 血容量增加，水肿

三、问答题

1. 治疗充血性心力衰竭选用强心苷而不用肾上腺素或异丙肾上腺素的原因。

2. 心力衰竭时发生心肌肥厚和心室重构的主要机制，为什么卡托普利可用于该病理状态的防治？

答案

一、名词解释

（略）

二、选择题

A 型题：

1. D　　2. D　　3. C　　4. D

B 型题：

1. C　　2. A　　3. E　　4. B

X 型题：

ABCDE

三、问答题

（略）

（李学军）

第二十七章　调血脂药及抗动脉粥样硬化药

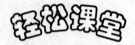

调血脂及抗动脉粥样硬化药物分类

1. 降血脂药
   - 影响胆固醇合成：他汀类
     - 洛伐他汀（Lovastatin）、辛伐他汀（Simvastatin）
   - 影响胆固醇吸收和转化：胆汁酸结合树脂
     - 考来烯胺（Cholestyramine）
   - 影响脂蛋白合成、转运及分解：
     - 苯氧芳酸类：氯贝特（Clofibrate）、吉非贝齐（Gemfibrazil）
   - 烟酸类：烟酸（Nicotinic acid）
2. 抗脂质氧化药：普罗布考（Probucol）
3. 多不饱和脂肪酸类：亚油酸等
4. 保护动脉内皮药：硫酸软骨素 A

第一节　降血脂药

一、他汀类

又称为甲基戊二酸单酰辅酶 A（HMG-CoA）还原酶抑制剂。

洛伐他汀

【药理作用机制】
影响胆固醇合成。

1. 竞争性抑制肝脏内 HMG-CoA 还原酶活性，抑制内源性胆固醇合成，使胆汁酸合成减少；

2. 促进肝合成 LDL 受体，将血浆中 LDL 转运至肝内并合成胆汁酸，降低血浆中 LDL、VLDL 水平，而使 HDL 轻度上升。

【临床应用】各种原发性和继发性高胆固醇血症。

【不良反应及禁忌证】
- 胃肠道反应、头痛或皮疹。
- 转氨酶升高→用药后 1～6 个月检测肝功能。
- 骨骼肌溶解症：肌痛、肌球蛋白尿、肾衰竭，在合用免疫抑制剂环孢素或降血脂药烟酸、吉非贝齐时较易发生。
- 孕妇及哺乳妇女禁用。

二、胆汁酸结合树脂

考来烯胺

【药理作用及机制】影响胆固醇吸收和转化。

1. 为强碱性阴离子交换树脂，口服后不吸收，在肠道内与胆汁酸形成络合物，阻断胆汁酸肝肠循环，促使肝中胆固醇向胆汁酸转化。

2. 减少肠道外源性胆固醇吸收，肝内胆固醇减少，促使血浆中 LDL 向肝中转移，导致血浆 TC、LDL 水平降低，HDL 水平升高。

【临床应用】
用于 Ⅱ 型高脂血症；可与烟酸或 HMG-CoA 还原酶抑制剂合用。

【不良反应】恶心，腹胀，便秘；干扰脂溶性维生素的吸收，高剂量时可发生脂肪痢。

【药物相互作用】可妨碍噻嗪类、巴比妥类、香豆素类及洋地黄类药物在肠内的吸收。

三、烟酸类 （Nicotinic acid，Niacin）

烟酸、烟酸肌醇酯

【药理作用及机制】属于水溶性维生素。

- 降低脂肪组织内 cAMP，抑制三酰甘油脂肪酶活性，减少脂肪动员，血浆中游离脂肪酸含量下降，使三酰甘油（TG）和极低密度胆固醇（VLDL）、LDL 含量减少。
- 抑制 HMG-CoA 还原酶，使血浆总胆固醇降低。
- 可轻、中度升高 HDL 水平。
- 抑制血小板聚集、扩张血管，抗动脉粥样硬化作用。

【临床应用】
- Ⅱ、Ⅲ、Ⅳ、Ⅴ 型高脂血症；
- 预防心肌梗死及胰腺炎。

【不良反应】
- 消化道刺激症状、颜面潮红、皮肤瘙痒；
- 大剂量有肝毒性：黄疸、转氨酶升高；
- 高血糖及高尿酸血症。

四、苯氧芳酸类 （Fibrates）：

氯贝特、吉非贝齐

【药理作用及机制】影响脂蛋白合成、转运及分解。
- 增加脂蛋白脂酶活性，抑制脂肪组织中 TG 水解，
- 降低肝对游离脂肪酸的摄取、减少 TG 和 VLDL 在肝中的合成；
- 降低血浆中 VLDL 及 TG 水平，轻度升高 HDL。
- 减少血小板聚集，抗血栓作用。

【临床应用】
主要用于 Ⅱ A、Ⅱ B、Ⅲ、Ⅳ 和 Ⅴ 型高脂血症患者。

【不良反应】
- 氯贝特不良反应多且重：皮疹、脱发，性功能减退，可致肝肿瘤等。
- 新一代苯氧酸类如吉非贝齐等，不良反应较轻，偶见胃肠道反应。

第二节　抗脂质氧化药

普罗布考

【药理作用特点及应用】人工合成的亲脂性抗氧化剂。

降低血管内皮细胞摄取 OX-LDL 能力，抑制 OX-LDL 的形成。

亲脂性强，一次用药后可在脂肪组织保留数月。

可与树脂类合用于各种高胆固醇血症患者。

【不良反应】

胃肠道刺激症状。

偶见嗜酸性粒细胞增多，血管神经性水肿。

可发生心电图异常，故心律失常患者不用。

第三节　不饱和脂肪酸类

多烯脂肪酸类

【来源及分类】

根据不饱和双键开始出现的位置分为：

ω-6 类：亚油酸和 γ-亚麻油酸，降血脂作用弱；存在于玉米油、葵花子油、红花油、亚麻油等植物油中。

ω-3 类：α-亚麻油酸、长链 PUFA，有二十碳五烯酸（EPA）和二十二碳六烯酸（DHA）等，降血脂作用较显著；存在于海藻、海鱼脂肪中（多烯康胶丸等鱼油类制剂）。

【药理作用机制及特点】

与胆固醇结合成酯，使胆固醇易于转运、代谢和排泄，从而降低血中胆固醇、TG。

ω-3 类：可抑制血小板聚集，降低血液黏滞度。

【临床应用】

适用于 Ⅱ 型高脂蛋白血症。疗效尚需进一步观察。

【不良反应】

长期应用可诱发胆结石和自发性出血等。

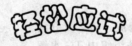

一、选择题

【A 型题】

1. 下列关于考来烯胺的叙述中，哪项是错误的

A. 可干扰洋地黄类药物在肠道的吸收

B. 激活 HMG-CoA 还原酶

C. 口服与胆汁酸形成络合物

D. 干扰脂溶性维生素的吸收

E. 阻断胆汁酸的肝肠循环

2. 下列有关洛伐他汀的叙述中，错误的是

    A. 抑制 HMG-CoA 还原酶活性

    B. 可致骨骼肌溶解及肝损害

    C. 促进甲羟戊酸生成，促进胆汁酸合成

    D. 促使肝合成 LDL 受体

    E. 抑制内源性胆固醇合成

3. 有关烟酸的叙述中，错误的是

    A. 抑制血管内皮细胞摄取氧化型（ox-LDL）

    B. 抑制 HMG-CoA 还原酶活性

    C. 抑制脂肪组织中三酰甘油脂肪酶活性

    D. 属于水溶性维生素

    E. 可致高血糖及高尿酸血症

4. 有关吉非贝齐的叙述中，错误的是

    A. 属于苯氧酸类化合物

    B. 增加脂蛋白酯酶活性

    C. 减少血小板聚集，减少血栓形成

    D. 促进脂肪组织中三酰甘油的水解

    E. 减少肝三酰甘油和 VLDL 的合成

【B 型题】

    A. 烟酸肌醇酯

    B. 洛伐他汀

C. 普罗布考

D. 考来烯胺

E. 亚油酸

1. 胆汁酸结合树脂

2. 多不饱和脂肪酸类

3. HMG-CoA 还原酶抑制剂

4. 抗氧化药

5. 影响脂蛋白合成、转运及分解

【X 型题】

1. 下列药物中，不属于抗脂质氧化药的是

    A. 烟酸

    B. 普罗布考

    C. 洛伐他汀

    D. 吉非贝齐

    E. 考来烯胺

2. 药理作用与阻断胆汁酸肝肠循环无关的调血脂药物是

    A. 考来烯胺

    B. 洛伐他汀

    C. 普罗布考

    D. 氯贝特

    E. 吉非贝齐

二、问答题

1. 调节血脂和抗动脉粥样硬化药物分为哪几类？详述其药理学作用及机制。

2. 比较各类调节血脂药的药理学作用机制及临床不良反应的异同点，并举例说明。

答案

一、选择题

A 型题：

1. B   2. C   3. A   4. D

B 型题：

1. D   2. E   3. B   4. C   5. A

X 型题：

1. ACDE   2. BCDE

二、问答题

（略）

（章国良）

第二十八章 抗心绞痛药

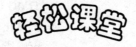

第一节 硝酸酯类

硝酸甘油

【药理作用】

1. 降低心肌耗氧量，直接舒张全身血管平滑肌：

舒张静脉（容量血管），降低心脏前负荷：使回心血量减少，心室容积减少，心室壁肌张力降低，心脏前负荷减轻，心肌耗氧量减少；

舒张动脉（阻力血管），降低心脏后负荷：外周血管扩张，心脏做功阻力下降，心室射血时间缩短，心脏后负荷减轻，心肌耗氧量减少；

低血压时：可致反射性心率加快，耗氧量增多；但治疗量时总耗氧量减少。

2. 改变心肌血液重分布，改善缺血区的灌注：

选择性扩张冠脉大的输送血管和侧支血管：促使血液从输送血管经侧支更多地流到缺血区，若非选择性扩张冠脉小阻力血管，可致"冠脉窃流"；

降低左室舒张压，增加心内膜血流量：使回心血量减少，舒张末压力减小，左室壁肌张力降低，心内膜血管阻力减小，有利于血液从心外膜流向心内膜缺血区。

【作用机制】

一氧化氮（NO）供体类药物进入细胞内，还原生成一氧化氮（NO）后，与细胞内巯基（SH）反应，生成硝基硫醇类中间产物→激活鸟苷酸环化酶，增加环磷酸鸟苷（cGMP）生成，降低细胞内游离钙浓度，并激活 cGMP 依赖蛋白激酶→抑制收缩蛋白，最终导致血管扩张。

【体内过程】

1. 舌下含服 经口腔黏膜吸收，生物利用度可达 80%，而口服给药仅 8%，且可避免"首过效应"；

2. 经皮肤吸收 2% 软膏或贴膜剂睡前涂抹。

【临床应用】

1. 防治各类心绞痛发作 首选药物。

速效类：用以即时解除或缓解急性发作；坐位含服。

长效类：预防发作。

2. 充血性心力衰竭 用于强心苷疗效不佳时。

【不良反应及耐受性】

1. 过度扩张血管：

面部潮红，反射性心率↑；脑血管扩张，颅内压↑，搏动性头痛，体位性低血压，晕厥；眼内血管扩张，眼内压↑，青光眼禁用。

2. 高铁血红蛋白血症　使血红蛋白携氧能力下降。

3. 耐受性：

（1）连续服用2～3周后即可出现；

（2）本类药物存在交叉耐受性；

（3）耐受性机制：硝酸酯类在细胞内生成 NO 过程中，消耗巯基（SH 基）所致。

（4）间歇给药法：停药1～2周，使耐受性消退；长效类制剂：24h 内至少有6～8h 的无药作用间隙。

第二节　β受体阻滞药

普萘洛尔

【药理作用】

1. 阻滞β受体：

降低心肌收缩力，减慢心率，减少心肌耗氧量；

延长心室射血时间，使心室容积变大，增加心肌耗氧量；但在治疗量的总效应仍是心肌耗氧量减少。

2. 改善心肌缺血区供血：

降低心肌耗氧量，致使非缺血区血管阻力增高，血液流向已失代偿性扩张的缺血区，使缺血区血流量增多；

减慢心率，心舒张期相对延长，使心内膜区血流量增多。

【临床应用】

1. 对硝酸酯类不敏感或疗效差的稳定型心绞痛。

2. 变异型心绞痛不宜应用：因β受体被阻滞，而α受体相对占优势，易加剧冠状动脉收缩。

3. 对心肌梗死也有效，但可抑制心肌收缩力，故慎用。

4. β受体阻滞药和硝酸酯类合用：选作用时间相近的药物。

（1）优势：协同降低心肌耗氧量，β受体阻滞药对抗硝酸酯类所致反射性心率加快；硝酸酯类缩小β受体阻滞药所致心室容积增大；延长心室射血时间；

（2）缺点：两者都可降压，易出现过度降压，对心绞痛不利，酌情减量。

【不良反应及禁忌证】

1. 心力衰竭：负性肌力，心室壁张力增大；

2. 支气管扩张；

3. 变异型心绞痛；

4. 久用忌骤停：反跳现象；

5. 慎或禁与维拉帕米合用：负性频率，负性肌力作用相加。

第三节　钙通道阻滞药

一、抗心绞痛作用机制

降低心肌耗氧量：抑制 Ca^{2+} 内流，降低心肌收缩力，减慢心率；舒张血管，外周阻力下降，血压降低，使心肌耗氧量减少；

舒张冠状血管：扩张冠脉中较大的输送血管及小阻力血管，增加缺血区灌注；但作用无选择性，可引起不利的"冠脉窃流"；

保护缺血的心肌细胞：抑制 Ca^{2+} 内流，减轻心肌细胞内"Ca^{2+}超载"→保护作用。

二、临床应用

对稳定型、变异型及心肌梗死均有效；现尚不能取代硝酸甘油。

三、代表药物

（一）硝苯地平

1. 对变异型心绞痛　最有效，伴有高血压者尤为适用；
2. 稳定型心绞痛　有效；
3. 急性心肌梗死　与 β 受体阻滞药合用，疗效相加（后者可抵消硝苯地平所致反射性心率增快）。

（二）维拉帕米

1. 对变异型心绞痛　与硝酸酯类合用；
2. 对稳定型心绞痛　慎与 β 受体阻滞药合用，因两者均可显著抑制心收缩力及心传导系统；
3. 伴有心力衰竭、窦房结或房室传导障碍的心绞痛　禁用。

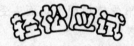

一、选择题

【A 型题】

1. 硝酸甘油、普萘洛尔、维拉帕米治疗心绞痛的共同作用是
   A. 抑制心肌收缩力
   B. 减慢心率
   C. 缩小心室容积
   D. 扩张冠状动脉
   E. 降低心肌耗氧量
2. 硝酸甘油不扩张下列哪类血管

A. 冠状动脉的小阻力血管
B. 冠状动脉的输送血管
C. 冠状动脉的侧支血管
D. 外周小静脉（容量血管）
E. 外周小动脉（阻力血管）

3. 下列有关钙通道阻滞药抗心绞痛的叙述中，哪项是错误的
   A. 伴有心房颤动的患者不宜选用硝苯地平
   B. 维拉帕米与 β 受体阻滞药合用于不稳定型心绞痛时疗效相加

C. 扩张冠状血管的作用无选择性，可引起不利的"冠脉窃流"

D. 可减轻缺血心肌细胞内的"钙超载"

E. 伴有充血性心力衰竭的患者不宜选用维拉帕米

4. β受体阻滞药禁用于

    A. 轻、中度高血压

    B. 稳定型心绞痛

    C. 二度以上房室传导阻滞

    D. 窦性心动过速

    E. 甲状腺功能亢进症

5. 硝酸甘油易产生耐受性的原因在于

    A. 反射性心率加快使心肌耗氧量增多

    B. 肾上腺素能神经末梢受体敏感性增强

    C. 诱导肝药酶活性使药物代谢失活加速

    D. 消耗细胞内巯基

    E. 久用产生水钠潴留

6. 有关硝酸甘油不良反应的叙述中，哪项是错误的

    A. 可致搏动性头痛

    B. 可致心动过缓

    C. 可致体位性低血压

    D. 可致高铁血红蛋白血症性发绀

    E. 可致眼内压升高

【B 型题】

    A. 硝苯地平

B. 维拉帕米

C. 硝酸甘油

D. 普萘洛尔

E. 硝酸甘油贴膜剂

1. 伴有哮喘的心绞痛患者不宜选用

2. 伴有充血性心力衰竭的患者不宜选用

3. 伴有室上性心动过速的心绞痛患者不宜选用

4. 可用于氰化物中毒时的辅助治疗

5. 可用于预防夜间心绞痛发作的是

【X 型题】

1. 硝酸甘油治疗心绞痛的推荐给药途径中包括

    A. 舌下含服

    B. 稀释后静脉滴入

    C. 贴膜剂经皮肤给药

    D. 口服

    E. 软膏涂抹

2. 下列哪种不良反应与硝酸甘油扩张血管的作用相关

    A. 心率加快

    B. 颜面部皮肤潮红

    C. 体位性低血压

    D. 搏动性头痛

    E. 眼压升高

二、问答题

1. 详述硝酸酯类的药理学作用及不良反应的发生机制。

2. 比较硝酸酯类、钙通道阻滞药、β受体阻滞药抗心绞痛的药理学作用特点。

3. 试述硝酸酯类与β受体阻滞药联合应用治疗心绞痛的药理学基础。

答案

一、选择题

A 型题：

1. E   2. A   3. B   4. C   5. D   6. B

B 型题：

1. D   2. B   3. A   4. C   5. E

X 型题：

1. ABCE 2. ABCDE

二、问答题

（略）

（章国良）

第二十九章 作用于血液及造血器官的药物

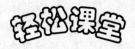

第一节 抗凝血药

抗凝血药

抗凝血药是通过影响凝血因子，从而阻止血液凝固过程的药物，临床主要用于血栓栓塞性疾病的预防与治疗。抗凝血药可以分为凝血酶间接抑制药和凝血酶抑制药，代表药物分别为肝素和香豆素类。

（一）凝血酶间接抑制药

肝素是由多个直链黏多糖组成的混合物，是带有大量负电荷的大分子，呈强酸性，需静脉注射给药。

肝素
- 药理作用
  - 抗凝作用：抗凝血酶Ⅲ（AT-Ⅲ），加速凝血酶的灭活
  - 调血脂作用、抗炎作用
  - 抗血管内膜增生
  - 抑制血小板聚集
- 临床应用
  - 血栓栓塞性疾病
  - 弥散性血管内凝血（DIC）
  - 防治心肌梗死、脑梗死、心血管手术及外周静脉术后血栓形成
  - 体外抗凝：心导管检查、体外循环、血液透析
- 不良反应
  - 出血：黏膜出血、关节腔积血、伤口出血
  - 血小板减少症：一过性血小板聚集
  - 过敏反应：哮喘、荨麻疹、结膜炎、发热

低分子量肝素：如依诺肝素，选择性灭活凝血因子Ⅹa。

（二）凝血酶间接抑制药

香豆素类常用的有双香豆素、华法林（苄丙酮香豆素）和醋硝香豆素（新抗凝）。口服有效，作用时间较长。

香豆素类
- 药理作用：维生素 K 拮抗剂；仅在体内具有抗凝作用，阻止维生素 K 的重复利用
- 临床应用
  - 常规应用：防治血栓栓塞性疾病
  - 与抗血小板药合用，降低术后静脉血栓发生率
- 不良反应
  - 应用过量可导致自发性出血：华法林可通过胎盘屏障，孕妇禁用
  - 用药期间需监测凝血酶原时间
  - 罕见"华法林诱导的皮肤坏死"
- 药物相互作用
  - 阿司匹林、保泰松等使血浆中游离香豆素类浓度升高，抗凝作用增强
  - 广谱抗生素会减少维生素 K 的生成，增强其抗凝作用
  - 苯巴比妥、苯妥英钠等加速香豆素类的代谢，减弱其抗凝作用

阿加曲班
- 治疗安全范围窄，需监测 APTT（部分凝血活酶时间）
- 与阿司匹林合用于临床，易耐受，无不良反应
- 局部用于移植物，防止血栓形成

水蛭素
- 主要用于预防术后血栓形成、经皮冠脉成形术后再狭窄、不稳定型心绞痛、辅助治疗急性心肌梗死（溶栓）、DIC、血液透析、体外循环等
- 监测 APTT（每日一次），肾衰竭患者慎用

第二节　纤维蛋白溶解药与纤维蛋白溶解抑制药

一、纤维蛋白溶解药

激活内源性纤溶系统，发挥抗栓作用，故又称为血栓溶解药，过量可用纤维蛋白溶解抑制剂对抗。

1. 链激酶
   - 主要治疗血栓栓塞性疾病，不与抗凝血药或抑制血小板聚集药合用
   - 不良反应：出血；局部注射可出现血肿；皮疹、药物热；注射过快可引起低血压
2. 尿激酶　直接激活纤溶酶原变为纤溶酶，导致血栓溶解；无抗原性，不引起过敏
3. 阿尼普酶　在体内缓慢活化，可静脉注射；不良反应少
4. 葡激酶　不良反应与链激酶类似，但免疫原性更高
5. 组织型纤溶酶原激活剂　阻塞血管再通率高于链激酶，不良反应少

二、纤维蛋白溶解抑制药

氨甲苯酸
- 竞争性抑制纤溶酶原激活因子，抑制纤维蛋白的溶解而止血
- 主要用于纤维蛋白溶解综合征导致的出血，对癌症出血及创伤出血无效
- 不良反应少，但用量过多可导致血栓，并可能诱发心肌梗死

第三节　抗血小板药

一、抑制血小板花生四烯酸代谢的药物

环加氧酶抑制药：阿司匹林
- 抑制 COX-1 酶活性（不可逆性），抑制血小板和血栓烷 A_2（TXA_2）生成
- 低剂量即可抑制血小板聚集，其药理作用可持续 5～7 天
- 小剂量可防治心肌梗死、脑梗死、深静脉血栓形成、肺梗死

TXA$_2$ 合酶抑制药及 TXA$_2$ 受体阻滞药：利多格雷 $\left\{\begin{array}{l}\text{治疗血小板血栓、冠状动脉血栓及预防再栓塞、反复发作性心}\\\text{绞痛及缺血性脑卒中，比阿司匹林更有效}\\\text{不良反应轻，仅轻度胃肠道反应，易耐受}\end{array}\right.$

二、增加血小板内 c-AMP 的药物

双嘧达莫（潘生丁）$\left\{\begin{array}{l}\text{主要用于防止血栓栓塞性疾病和人工心脏瓣膜置换术后的血小板血栓}\\\text{形成；也可抑制动脉粥样硬化早期病变。}\\\text{不良反应：胃肠道刺激，血管扩张（血压下降、头痛、晕厥等）}\end{array}\right.$

三、抑制 ADP 活化血小板的药物

噻氯匹定 $\left\{\begin{array}{l}\text{作用缓慢，口服后 3～5 天见效，停药后作用可持续 10 天}\\\text{主要用于预防脑卒中、心肌梗死、外周动脉血栓性疾病的复发，优于阿司匹林}\\\text{不良反应：恶心、腹泻，中性粒细胞减少}\end{array}\right.$

四、血小板膜糖蛋白 Ⅱb/Ⅲa 受体阻滞药

阿昔单抗：GPⅡb/Ⅲa 受体的单克隆抗体，抑制血小板聚集，可预防血管再栓塞

拉米非班、替罗非班、珍米罗非班、夫雷非班、西拉非班 $\left\{\begin{array}{l}\text{抑制血小板聚集作用强，不良反应少}\\\text{治疗心肌梗死、溶栓、不稳定型心绞痛、血管成形术后再}\\\text{梗死}\end{array}\right.$

第四节　促凝血药

维生素 K $\left\{\begin{array}{l}\text{γ-羧化酶的辅酶，参与凝血因子合成及抗凝血蛋白的活化}\\\text{主要用于凝血酶原过低引起的出血，也可预防继发性维生素 K 缺乏症}\\\text{维生素 K}_1\text{ 静脉注射太快可致面部潮红、呼吸困难、胸痛、虚脱；维生素 K}_3\text{、K}_4\\\text{可致胃肠反应，较大剂量可致新生儿、早产儿溶血性贫血、高胆红素血症及黄疸}\end{array}\right.$

凝血酶 $\left\{\begin{array}{l}\text{催化纤维蛋白原转化为纤维蛋白，从而止血}\\\text{用于止血困难，也可缩短穿刺部位出血的时间，可局部应用}\end{array}\right.$

第五节　抗贫血药及造血细胞生长因子

一、抗贫血药

铁剂 $\left\{\begin{array}{l}\text{参与红细胞合成血红素，并形成血红蛋白}\\\text{主要治疗缺血性贫血，待血红蛋白正常后应继续减半量服药 2～3 月}\\\text{不良反应：胃肠道刺激症状；可引起便秘}\end{array}\right.$

叶酸 $\left\{\begin{array}{l}\text{参与体内合成一碳单位，进而参与合成核苷酸及氨基酸}\\\text{治疗各种巨幼细胞贫血，对缺铁性贫血无效}\\\text{辅助治疗缺乏维生素 B}_{12}\text{ 所致的"恶性贫血"}\end{array}\right.$

维生素 B$_{12}$ $\left\{\begin{array}{l}\text{参与体内叶酸代谢循环利用过程；缺乏会导致神经损害症状}\\\text{主要用于治疗恶性贫血、巨幼细胞贫血}\\\text{辅助治疗神经系统疾病（神经炎、神经萎缩等），肝疾病}\end{array}\right.$

二、造血细胞生长因子

促红细胞生成素（EPO）
- 治疗多种原因引起的贫血，对慢性肾衰竭导致贫血治疗最有效
- 不良反应少，主要是增加血黏滞度
- 应经常检测红细胞比容

非格司亭
- 为重组人粒细胞集落刺激因子（G-CSF）
- 主要治疗自体骨髓移植及肿瘤化疗后严重中性粒细胞缺乏症
- 大量持续应用后，可导致轻、中度骨痛；皮下注射有局部反应

沙格司亭
- 为重组人粒细胞—巨噬细胞集落刺激因子（GM-CSF）
- 主要治疗骨髓移植、肿瘤化疗、骨髓造血不良、再生障碍性贫血、艾滋病有关的中性粒细胞缺乏症
- 不良反应：骨痛、发热、腹泻、呼吸困难、皮疹等

第六节　血容量扩充药

右旋糖酐
- 提高血浆胶体渗透压，扩充血容量，提高血压
- 主要治疗低血容量休克，也可防治心肌梗死、心绞痛、脑血栓形成、血管闭塞性脉管炎和视网膜动静脉血栓等
- 不良反应：偶见过敏反应、血压下降、呼吸困难；禁用于血小板减少、出血性疾病、血浆纤维蛋白原缺乏；慎用于心力衰竭、肺水肿、肾功能不良

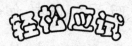

一、选择题

【A型题】

1. 下列关于肝素叙述错误的是
   A. 灭活多种凝血因子
   B. 抑制血小板聚集
   C. 抑制血管平滑肌细胞增生
   D. 体内、外均有抗凝作用
   E. 口服有效

2. 下列为香豆素类药抗凝作用的特点，其中不正确的是
   A. 维生素K拮抗剂
   B. 阻止维生素K的反复利用
   C. 在体内原有的凝血因子耗竭后方可发挥作用
   D. 体外也有抗凝作用
   E. 口服后经12～24h方可发挥抗凝作用

3. 氨甲苯酸（PAMBA）的作用机制是
   A. 竞争性抑制纤维蛋白溶酶原激活因子
   B. 竞争性抑制抗凝血酶的活性
   C. 抑制血小板聚集
   D. 灭活多种凝血因子
   E. 竞争性抑制纤溶酶的活性

4. 给药方式通常为静脉注射的抗凝药是
   A. 肝素
   B. 阿司匹林
   C. 华法林
   D. 双嘧达莫
   E. 维生素K

5. 治疗营养性巨幼细胞贫血，主要选用
   A. 铁剂
   B. 叶酸
   C. 维生素 B_{12}

D. 促红素

E. 沙格司亭

A. 治疗恶性贫血

B. 治疗巨幼红细胞性贫血

C. 辅助治疗神经炎、神经萎缩

D. 辅助治疗某些肝病

E. 慢性失血性贫血

【B 型题】

A. 铁剂

B. 叶酸

C. 维生素 B_{12}

D. 右旋糖酐

E. 沙格司亭

2. 肝素的禁忌证包括

A. 严重高血压

B. 活动性肺结核

C. 孕妇、产后

D. 细菌性心内膜炎

E. 内脏肿瘤

1. 治疗慢性失血过多引起的贫血，宜选用

2. 治疗恶性贫血，主要选用

3. 治疗低血容量性休克，宜选用

【X 型题】

1. 维生素 B_{12} 的临床应用包括

二、问答题

1. 试述纤维蛋白溶解药的主要分类、药理作用及其机制。

2. 试比较抗凝药肝素及华法林的药理机制、临床应用及不良反应。

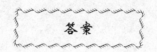

答案

一、选择题

A 型题：

1. E　　2. D　　3. A　　4. A　　5. B

B 型题：

1. A　　2. C　　3. D

X 型题：

1. ABCD　2. ABCDE

二、问答题

（略）

（铁　璐）

第三十章 影响自体活性物质的药物

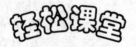

第一节 膜磷脂代谢产物类药物及拮抗药

自体活性物质（局部激素）：由组织产生的，以旁分泌方式到达邻近部位发挥作用的物质，并不进入血液循环。

一、花生四烯酸的代谢和生物转化

环加氧酶（COX）途径：主要生成各种前列腺素（PGs）。
脂氧酶（LOX）途径：主要产生各种白三烯（LTs）。

二、前列腺素

（一）前列腺素的作用

1. 血管平滑肌　收缩
2. 内脏平滑肌　收缩
3. 血小板　促进聚集
4. 中枢和外周神经系统　致热

（二）分类

前列腺素类药物
作用于心血管 PGs 类药物：前列地尔、依前列醇、依洛前列素
抗消化性溃疡的 PGs 类药物：米索前列醇、恩前列素
作用于生殖系统的 PGs 类药物：地诺前列酮、卡前列素

三、白三烯及拮抗药

（一）白三烯的作用

1. 呼吸系统　可引起支气管收缩、黏液分泌增加和肺水肿。
2. 心血管系统　短暂升压，持久降压，可能是诱发缺血性心脏病。
3. 炎症与过敏反应　参与多种炎性疾病的病理过程。

（二）白三烯拮抗药

对抗白三烯的上述作用，主要用于支气管哮喘的预防和治疗，代表药物有孟鲁司特、扎鲁司特和普鲁斯特。

四、血小板活化因子（PAF）

PAF的作用：可增加血管通透性、收缩支气管、抑制呼吸、引起低血压、肺动脉高压、过敏反应和炎性反应等，并且是最强的内源性促溃疡形成介质。

PAF受体阻滞药 {
　天然PAF受体拮抗剂：银杏内酯B
　天然化合物衍生的PAF受体阻滞药：二芳基四氢呋喃类
　含季胺盐的PAF结构类似物：CV3988，CV6209，TCV309
　含氮杂环化合物：WEB2086

第二节　5-羟色胺类药物及拮抗药

一、5-羟色胺（5-HT）及其受体激动药

5-HT通过激动不同的5-HT受体亚型，产生不同的作用：
1. 心血管系统　作用复杂，静脉注射数微克的5-HT，可引起血压的三相反应；
2. 平滑肌　可引起胃肠道平滑肌收缩，兴奋支气管平滑肌；
3. 神经系统　可引起镇静、嗜睡等。

常用的5-HT受体激动药 {
　急性偏头痛治疗药：舒马普坦
　抗焦虑药：丁螺环酮、吉哌隆、伊沙匹隆
　胃食管反流的治疗：西沙必利、伦扎必利
　减肥药：右芬氟拉明

二、5-羟色胺受体拮抗药

5-HT受体拮抗药 {
　赛庚啶、苯噻啶：预防偏头痛，治疗荨麻疹
　昂丹司琼、多拉司琼、格拉司琼：治疗化疗引起的恶心
　麦角生物碱类5-HT阻滞药：美西麦角、麦角新碱、麦角胺
　酮色林、利坦色林：降血压
　氯氮平：抗精神病药

第三节　组胺和抗组胺药

一、组胺

组胺通过其特异性的受体发挥作用，目前已发现的组胺受体有H_1、H_2、H_3三种亚型。

（一）组胺的作用

1. 心血管　正性肌力作用；扩张小动脉、小静脉，减少回心血量，降低血压；H_1受体激活，促血小板聚集；H_2受体激活，抗血小板聚集；
2. 腺体　刺激胃酸分泌；
3. 平滑肌　收缩支气管，兴奋胃肠道平滑肌。

（二）组胺受体激动剂

培他司汀、英普咪定、（R）α-甲基组胺。

二、抗组胺药

（一）H₁ 受体阻滞药

【药理作用及作用机制】
1. 抗过敏，抗休克作用；
2. 中枢抑制作用；
3. 阿托品样抗胆碱作用，可止吐和防晕。

【临床应用】
1. 皮肤黏膜变态反应性疾病　多用第二代 H₁ 受体阻滞药，长效，嗜睡，不良反应少；
2. 防晕，防吐；
3. 异丙嗪和氨茶碱合用可对抗氨茶碱的中枢兴奋。

【不良反应】
1. 中枢神经系统反应　第一代 H₁ 受体阻滞药多见镇静、嗜睡、乏力等中枢抑制现象；
2. 消化道反应　口干、厌食、便秘或腹泻等（抗胆碱作用）；
3. 偶见粒细胞减少及溶血性贫血。

（二）H₂ 受体阻滞药

H₂ 受体阻滞药多可选择性地阻滞 H₂ 受体，不影响 H₁ 受体。用于治疗消化道溃疡（见第三十二章）。

（三）H₃、H₄ 受体阻滞药

H₃ 受体分布于中枢和外周神经末梢，与阿尔茨海默病、帕金森病等有关；H₄ 受体被认为是一种炎症性受体。

常见抗组胺药
- H₁ 受体阻滞药：西替利嗪、美喹他嗪、阿司咪唑、阿伐斯汀、左卡巴斯汀、咪唑斯汀
- H₂ 受体阻滞药：西咪替丁、雷尼替丁、法莫替丁、尼扎替丁

第四节　多肽类

多肽类药
- 激肽类：抑肽酶、激肽受体阻滞药（艾替班特）
- 内皮素：内皮素受体阻滞药、内皮素转化酶抑制剂
- 利尿钠肽：心房利尿钠肽、脑利尿钠肽、C 型利尿钠肽
- P 物质：收缩血管、平滑肌收缩、刺激唾液分泌、排钠利尿、刺激免疫细胞
- 血管紧张素：转化酶抑制剂及受体阻滞药（抗高血压）
- 其他：降钙素基因相关肽、神经肽 Y

第五节　一氧化氮及其供体与抑制剂

一氧化氮（NO）的应用
- 舒张血管平滑肌：妊娠高血压或先兆子痫患者，增加其血管内 NO 有一定疗效
- 抗动脉粥样硬化：抗氧化剂
- 治疗肺动脉高压、呼吸窘迫综合征
- 神经系统：某些 NO 供体可治疗男性阳痿

第六节　腺苷与药理性预适应

一、预适应

缺血性预适应　短暂缺血可以使随后长时间缺血的耐受性增强。
药理性预适应　药物激发或模拟内源性保护物质而发挥组织保护作用。

二、腺苷/腺苷受体机制

1. 腺苷/腺苷受体（A_1、A_{2A}、A_{2B}和 A_3）主要在缺血预适应中起到保护作用。

2. 腺苷的受体：

（1）A_1 受体：抑制心脏，促进 K^+ 外流，细胞膜超极化，抗心律失常；

（2）A_2 受体：扩张冠脉血管，抑制血小板聚集。

3. 腺苷"预适应"的保护机制：

腺苷/K_{ATP} 机制：K_{ATP} 阻滞药（格列本脲）可消除腺苷诱导的"预适应"；

腺苷/5′-核苷酸酶机制：腺苷受体激动剂（美速胺）增强 5′-核苷酸酶活性；5′-核苷酸酶抑制剂可消除美速胺的心肌保护作用；

去甲肾上腺素释放/心肌 α_1 受体激动机制：利血平耗竭去甲肾上腺素后，腺苷预适应则消失。

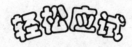

一、名词解释

1. 自体活性物质

2. 药理性预适应

二、选择题

【A 型题】

1. 治疗消化性溃疡的前列腺素类药物为
   A. 米索前列醇
   B. 地诺前列酮
   C. 硫前列酮
   D. 卡前列素
   E. 前列地尔

2. 下列药物为 5-羟色胺受体激动药的是
   A. 丁螺环酮
   B. 昂丹司琼
   C. 氯氮平
   D. 利培酮
   E. 麦角新碱

3. P 物质的作用，不正确的是
   A. 小动脉舒张
   B. 静脉收缩
   C. 支气管平滑肌扩张
   D. 刺激唾液分泌
   E. 排钠利尿

4. 一氧化氮（NO）的作用，不正确的是
   A. 舒张血管平滑肌
   B. 抑制血小板黏附和聚集
   C. 支气管平滑肌扩张
   D. 促进血管平滑肌细胞增生
   E. 抑制低密度脂蛋白的氧化

5. 白三烯的作用，正确的是
   A. 支气管收缩，黏液分泌增加

B. 减轻冠状动脉缺血缺氧

C. 抑制白细胞的炎症反应

D. 刺激胃酸分泌

E. 血压持续升高

【B型题】

A. 苯海拉明

B. 西咪替丁

C. 培他司汀

D. 阿司咪唑

E. 英普咪定

1. 治疗消化性溃疡

2. 治疗晕动病、放射病引起的呕吐

3. 治疗内耳眩晕病

【X型题】

1. 下列关于组胺的药理作用，不正确的是

A. 小动脉、小静脉、毛细血管扩张

B. 胃液分泌增加

C. 支气管平滑肌收缩

D. 作用于 H_1 受体，对抗血小板聚集

E. 作用于 H_2 受体，促进血小板聚集

2. 下列药物为组胺 H_1 受体阻滞药的是

A. 西咪替丁

B. 异丙嗪

C. 苯海拉明

D. 扑尔敏

E. 阿伐斯汀

三、问答题

1. 试述组胺 H_1 受体阻滞药的药理作用、临床应用及不良反应。

2. 试述 5-羟色胺受体激动药的主要临床应用。

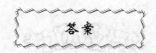

答 案

一、名词解释

（略）

二、选择题

A型题：

1. A   2. A   3. C   4. D   5. A

B型题：

1. B   2. A   3. C

X型题：

1. DE   2. BCDE

三、问答题

（略）

（铁　璐）

第三十一章 作用于呼吸系统的药物

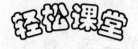

第一节 平喘药

一、抗炎平喘药

糖皮质激素（GCs）
- 常用吸入型制剂：丙酸倍氯米松、布地奈德、布地缩松等
- 抑制炎症细胞和免疫细胞功能
- 抑制细胞因子和炎性介质的生成
- 抑制气道高反应性
- 增强对儿茶酚胺的敏感性

磷酸二酯酶-4（PDE-4）抑制剂
- 罗氟司特是第一个应用于临床的 PDE-4 抑制剂
- 抑制炎症细胞聚集和活化
- 扩张气道平滑肌
- 缓解气道重塑

二、支气管扩张药

肾上腺素受体激动药
- 非选择性肾上腺素受体激动药：肾上腺素、麻黄碱和异丙肾上腺素等
- 选择性的 β_2 受体激动药：沙丁胺醇、特布他林、克仑特罗等
- 激动支气管平滑肌中的 β_2 受体，松弛气道平滑肌、抑制肥大细胞与中性粒细胞释放炎性介质与过敏介质；增强气道纤毛运动、促进气道分泌；降低血管通透性、减轻气道黏膜下水肿等
- 可用于支气管哮喘、喘息型支气管炎及伴有支气管痉挛的呼吸道疾病

茶碱类
- 代表药物：氨茶碱、胆茶碱
- 抑制磷酸二酯酶；阻滞腺苷受体；增加内源性儿茶酚胺的释放；免疫调节与抗炎作用；增加膈肌收缩力并促进支气管纤毛运动
- 可用于支气管哮喘（起效慢）；慢性阻塞性肺疾病；中枢性睡眠呼吸暂停综合征

抗胆碱药（M受体阻滞药）
- 呼吸道 M 胆碱受体有三个亚型：M_1、M_2、M_3 胆碱受体
- 异丙托溴胺：对 M_1、M_2、M_3 胆碱受体无选择性，对气道平滑肌作用强，但起效慢，可用于对 β_2 受体激动药耐受的患者

三、抗过敏平喘药

炎性细胞膜稳定剂：代表药物色甘酸二钠，可以稳定肥大细胞膜；抑制气道感觉神经末梢
　功能与气道神经源性炎症；阻断炎症细胞介导的反应

H₁受体阻滞药：酮替芬

抗白三烯药：扎鲁司特钠、孟鲁司特

第二节　镇咳药

中枢性镇咳药
　作用于延髓咳嗽中枢
　成瘾性中枢性镇咳药：磷酸可待因
　非成瘾性中枢性镇咳药：氢溴酸右美沙芬、枸橼酸喷托维林

外周性镇咳药：作用于咳嗽反射弧中的任一环节，盐酸那可汀

第三节　祛痰药

痰液稀释剂：氯化铵、愈创木酚甘油醚

黏液溶解剂：乙酰半胱氨酸、羧甲司坦、脱氧核糖核酸酶

黏液调节剂：溴己新

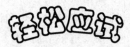

一、名词解释

1. 中枢性镇咳药

2. 外周性镇咳药

二、选择题

【A型题】

1. 非成瘾性中枢性镇咳药是

    A. 磷酸可待因

    B. 盐酸那可汀

    C. 盐酸溴己新

    D. 羧甲司坦

    E. 氢溴酸右美沙芬

2. 色甘酸二钠的药理作用机制，不正确的是

    A. 稳定肥大细胞膜

    B. 抑制过敏介质的释放

    C. 抑制支气管痉挛

    D. 长期应用减轻气道高反应性

    E. H₁受体阻滞作用

3. 茶碱类的作用机制，不正确的是

    A. 抑制磷酸二酯酶

    B. 激动腺苷受体

    C. 增加内源性儿茶酚胺的释放

    D. 干扰气道平滑肌的钙离子转运

    E. 促进黏膜纤毛运动

4. 茶碱类药物的不良反应，不正确的是

    A. 不良反应的发生率与其血药浓度密切相关

    B. 上腹部疼痛、恶心、呕吐

    C. 失眠、震颤、激动

    D. 心动过速

    E. 高血压

5. 糖皮质激素的抗炎平喘机制，不正确的是
　A. 抑制参与哮喘发病的炎性细胞因子和黏附分子的生成
　B. 诱导脂皮素 1，抑制磷脂酶 A2
　C. 抑制诱导型 NO 合酶
　D. 诱导环加氧酶 2
　E. 抑制气道高反应性，抗过敏作用

【B 型题】

　A. 色甘酸二钠
　B. 氯化铵
　C. 盐酸溴己新
　D. 枸橼酸喷托维林
　E. 盐酸那可汀

1. 属于外周性镇咳药
2. 属于刺激性祛痰药

3. 属于黏痰溶解药

【X 型题】

1. 茶碱类的临床应用包括
　A. 慢性支气管哮喘的维持治疗
　B. 慢性阻塞性肺疾病
　C. 中枢性睡眠呼吸暂停综合征
　D. 吸入给药，长期预防哮喘发作
　E. 静脉给药，用于哮喘持续状态
2. 肾上腺受体激动药平喘治疗的不良反应包括
　A. 大剂量或静脉使用，可致心律失常
　B. 肌肉震颤
　C. 代谢紊乱，如酮症酸中毒、乳酸酸中毒
　D. 与糖皮质激素合用，可引起低钾血症
　E. 口干、多汗、乏力

三、问答题

简述平喘药的主要分类、代表药物及其作用机制。

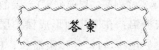

答案

一、名词解释

（略）

二、选择题

A 型题：

1. E　　2. E　　3. B　　4. E　　5. D

B 型题：

1. E　　2. B　　3. C

X 型题：

1. ABCE　2. ABCDE

三、问答题

（略）

（铁　璐）

第三十二章 作用于消化系统的药物

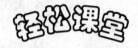

第一节 治疗消化性溃疡的药物

一、药物分类及各类的代表药物

抗酸药：作用机制为弱碱性物质直接中和胃酸，某些也具有胃黏膜保护作用（详见表 1）

抑制胃酸分泌药 { H₂ 受体阻滞药：西米替丁、雷尼替丁、法莫替丁、尼扎替丁
质子泵抑制药：奥美拉唑、兰索拉唑、泮托拉唑
M 胆碱受体阻滞药和胃泌素受体阻滞药：哌仑西平、丙谷胺等

增强胃黏膜屏障功能的药物 { 前列腺素衍生物： 增强胃黏膜的细胞屏障和（或）黏液—
（米索前列醇、恩前列素） 碳酸氢盐屏障发挥抗溃疡作用
硫糖铝：在溃疡面形成保护层，并抑制幽门螺杆菌的繁殖

抗幽门螺杆菌药 { 抗胃溃疡病：如铋盐，H₂ 受体阻滞药，H^+-K^+-ATP 酶抑制药等，单用疗效差
抗菌药：如甲硝唑、阿莫西林和四环素等

二、抗酸药

表 32-1 抗酸药物分类及其作用特点

药物	抗酸作用	作用效果	其他特点	不良反应
碳酸钙	较强	快、持久	产 CO_2	反跳性胃酸分泌增加
氯化镁	强	缓和、持久	不产 CO_2	腹泻
氢氧化镁	较强	较快	导泻作用	高血镁（肾功能不良）
三硅酸镁	较弱	慢、持久	胃黏膜保护作用	
氢氧化铝	较强	慢、持久	收敛、止血	致便秘
碳酸氢钠	强	慢、持久	产 CO_2、碱化尿液	嗳气、腹胀，继发性胃酸增加，碱血症

三、抑制胃酸分泌药

1. H₂ 受体阻滞药

阻滞壁细胞基底膜的 H₂ 受体，抑制基础胃酸分泌和夜间胃酸分泌；可用于治疗胃和十二指肠溃疡，是胃和十二指肠溃疡治疗的首选药。

2. H$^+$-K$^+$-ATP 酶抑制药（质子泵抑制药）

与 H$^+$-K$^+$-ATP 酶不可逆地结合，使酶失活性，抑制胃酸分泌，作用强而持久，且对幽门螺杆菌有抑制作用。可用于治疗反流性食管炎、消化性溃疡、上消化道出血、幽门螺杆菌感染等。

3. M 胆碱受体阻滞药

阻滞胃壁细胞上的 M 受体，抑制胃酸分泌，但作用较弱，目前已较少用于治疗胃、十二指肠溃疡。

第二节　消化功能调节药

消化功能调节药物分类及各类的代表药物

助消化药：胃蛋白酶、胰酶、乳酶生

止吐药
- H$_1$ 受体阻滞药：苯海拉明、茶苯海明、美克洛嗪
- M 胆碱能受体阻滞药：东莨菪碱、阿托品、苯海索
- 多巴胺$_2$（D$_2$）受体阻滞药：氯丙嗪、硫乙拉嗪、甲氧氯普胺、多潘立酮
- 5-HT$_3$ 受体阻滞药：阿洛司琼、昂丹司琼

增强胃肠动力药：西沙比利、替加色罗、促胃动素

止泻药与吸附药：阿片制剂、洛哌丁胺、鞣酸蛋白、次水杨酸铋、药用炭

泻药
- 刺激性泻药：酚酞、比沙可啶、蒽醌类（大黄、番泻叶）
- 渗透性泻药：硫酸镁/钠，乳果糖、甘油、山梨醇、纤维素类
- 润滑性泻药：液体石蜡

利胆药：去氢胆酸、熊去氧胆酸、鹅去氧胆酸、硫酸镁、桂美酸、牛胆酸钠、茴三硫

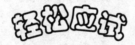

一、选择题

【A 型题】

1. 关于氢氧化铝的作用特点，不正确的是
   A. 抗酸作用较弱
   B. 起效缓慢，作用持久
   C. 收敛、止血作用
   D. 致便秘作用
   E. 长期使用可影响肠道吸收磷酸盐

2. 奥美拉唑的用药注意事项，不正确的是
   A. 联合用药时，可减慢华法林、地西泮、苯妥英钠的体内代谢
   B. 肝功能减退患者，用药剂量应减量

   C. 长期服用时，防治胃黏膜肿瘤样增生
   D. 用药应在餐后口服
   E. 不良反应发生率较低，小于 3%

3. 硫糖铝的药理作用机制，不正确的是
   A. 黏附于胃肠道黏膜表面而发挥保护作用
   B. 促进胃肠道黏膜合成前列腺素
   C. 增强表皮生长因子、碱性成纤维细胞生长因子的作用
   D. 抑制幽门螺杆菌的繁殖，阻止其对黏膜的破坏
   E. 减少甲状腺素的吸收

4. 多潘立酮为

A. H_1 受体阻滞药

B. M 胆碱能受体阻滞药

C. 多巴胺 D_2 受体阻滞药

D. 5-HT$_3$ 受体阻滞药

E. 肾上腺素 β 受体阻滞药

5. 西沙比利的作用特点，不正确的是

A. 属苯甲酰类药物

B. 为 5-HT$_4$ 受体激动药

C. 促进食管、胃、小肠至结肠运动

D. 促进肠壁释放乙酰胆碱

E. 刺激胃酸分泌

1. 刺激性泻药

2. 渗透性泻药

3. 润滑性泻药

【X 型题】

1. 硫酸镁的利胆作用机制包括

A. 刺激缩胆囊素的分泌

B. 反射性引起胆总管括约肌松弛、胆囊收缩

C. 降低胆固醇的合成

D. 抑制肠道吸收胆固醇

E. 促进血中胆固醇的排出

2. 质子泵抑制药可用于治疗

A. 反流性食管炎

B. 消化性溃疡

C. 上消化道出血

D. 幽门螺杆菌感染

E. 胆囊炎

【B 型题】

A. 酚酞

B. 乳果糖

C. 去氧胆酸

D. 阿片酊

E. 液体石蜡

二、问答题

简述治疗消化性溃疡药物的主要分类、代表药物及其作用机制。

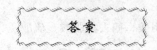
答案

一、选择题

A 型题：

1. A　　2. D　　3. E　　4. C　　5. E

B 型题：

1. A　　2. B　　3. E

X 型题：

1. AB　　2. ABCD

二、问答题

（略）

（铁　璐）

第三十三章　子宫平滑肌兴奋药和抑制药

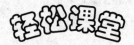

一、子宫平滑肌兴奋药

1. 可选择性兴奋子宫平滑肌的药物。
2. 代表药物　缩宫素、麦角生物碱、垂体后叶素、前列腺素类。
3. 药理作用及临床应用：
(1) 使子宫产生节律性收缩，用于催产、引产。
(2) 使子宫产生强直性收缩，用于产后止血、子宫复原。

二、子宫平滑肌抑制药

1. 抑制子宫平滑肌收缩的药物。
2. 代表药物　β_2 受体激动药、钙通道阻滞药、硫酸镁、环加氧酶抑制药、催产素拮抗药。
3. 临床应用　痛经、防治早产。

表 33-1　子宫平滑肌兴奋药物的药理与临床

药物	药理作用	作用机制	临床应用	不良反应
缩宫素	1. 兴奋子宫平滑肌： （小剂量）加强子宫节律性收缩 （大剂量）加强子宫强直性收缩 2. 乳腺分泌 3. 降压作用	与缩宫素受体结合	1. 催产、引产、产后及流产后、因子宫收缩无力或子宫收缩复位不良引起的子宫出血 2. 产后出血	1. 过量引起子宫高频率或持续性强直收缩，导致胎儿宫内窒息或子宫破裂 2. 偶见过敏反应；（大剂量）抗利尿作用；水潴留和低钠血症
垂体后叶素	含缩宫素和抗利尿激素		尿崩症、肺出血产科多已不用	面色苍白、心悸、胸闷、恶心、腹痛及过敏反应
麦角生物碱	1. 兴奋子宫作用 2. 收缩血管 3. 阻滞 α 受体		1. 子宫出血 2. 子宫复原 3. 偏头痛 4. 人工冬眠	1.（麦角新碱）恶心、呕吐、血压升高；偶见过敏反应 2.（麦角胺）长期应用损害血管内皮细胞
前列腺素类	收缩子宫		1. 终止早期或中期妊娠 2. 足月或过期妊娠引产 3. 良性葡萄胎时排除宫腔内异物	恶心、呕吐、腹痛等

表 33-2　子宫平滑肌抑制药物的药理与临床

药物	药理作用	作用机制	临床应用	不良反应
β_2 受体激动药	松弛子宫平滑肌	激动 β_2 受体	先兆早产	1. 心血管反应 2. 过敏反应
硫酸镁	1. 降低血管平滑肌的收缩作用 2. 抑制子宫平滑肌的收缩	抑制中枢神经系统；抑制运动神经—肌肉接头乙酰胆碱的释放	1. 妊娠高血压综合征、子痫 2. 早产	1. 潮热、出汗、口干 2. （注射过快）头晕、恶心、呕吐、眼球震颤 3. 极少数病例血钙降低，肺水肿 4. 剂量过大引起肾衰竭、心脏抑制和呼吸抑制
钙通道阻滞药	松弛子宫平滑肌		早产	
环加氧酶抑制药			早产	引起胎儿动脉导管提前关闭

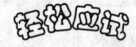

一、选择题

【A 型题】

1. 缩宫素兴奋子宫平滑肌的作用机制是
   A. 直接兴奋
   B. 激动 M 受体
   C. 激动 H 受体
   D. 阻滞 β 受体
   E. 作用于缩宫素受体

2. 不属于缩宫素药理作用的是
   A. 抑制 PG 合成
   B. 松弛血管平滑肌
   C. 小剂量引起子宫节律性收缩
   D. 大剂量引起子宫强直性收缩
   E. 使乳腺泡周围的肌上皮细胞收缩

3. 大量或久用可损伤血管内皮细胞的药物是
   A. 缩宫素
   B. 麦角胺
   C. 麦角新碱
   D. 前列腺素
   E. 垂体后叶素

4. 麦角胺治疗偏头痛的机制是
   A. 收缩脑血管

B. 具有镇痛作用
C. 抑制前列腺素合成
D. 阻滞血管平滑肌 β 受体
E. 扩张脑血管，改善脑组织供氧

5. 麦角新碱治疗产后出血的作用机制是
   A. 收缩血管
   B. 促进凝血过程
   C. 促进血管修复
   D. 收缩子宫平滑肌
   E. 促进血小板聚集

6. 不属于麦角生物碱临床应用的是
   A. 偏头痛
   B. 催产、引产
   C. 产后止血
   D. 子宫复原
   E. 人工冬眠

【B 型题】

A. 麦角胺
B. 垂体后叶素
C. 缩宫素可用于
D. 麦角新碱

E. 前列腺素 E_2

1. 可用于催产引产和产后止血
2. 治疗偏头痛的药
3. 只适用于产后止血和子宫复原

4. 可用于治疗肺出血的药
5. 常用于妊娠早期人工流产，一种终止妊娠用药

二、问答题

1. 简述缩宫素的药理作用、临床应用及禁忌证。
2. 简述麦角胺与咖啡因合用治疗偏头痛的药理基础。

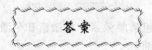

答案

一、选择题

A 型题：

1. E   2. A   3. B   4. A   5. D   6. B

B 型题：

1. C   2. A   3. D   4. B   5. E

二、问答题

（略）

（毛一卿）

第三十四章　性激素类药及避孕药

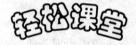

性激素：由性腺分泌的激素，包括雌激素、雄激素和孕激素；目前主要应用于避孕，常用避孕药多为雌激素与孕激素的复合制剂。

一、雌激素类药

天然雌激素：雌二醇、雌酮、雌三醇。

人工合成雌激素类药：炔雌醇、炔雌醚、戊酸雌二醇、己烯雌酚等。

【药理作用】

1. 生殖系统　雌激素可促进子宫、输卵管、阴道等性器官的发育和成熟；
2. 发育　促使性器官的发育和成熟，维持女性第二性征；
3. 心血管系统　增加一氧化氮和前列腺素的合成，舒张血管，抑制血管平滑肌细胞的异常增殖和迁移，并可减轻心肌缺血—再灌注损伤；
4. 排卵　小剂量雌激素配合孕激素，可促进排卵；大剂量雌激素通过负反馈机制，抑制排卵；
5. 神经系统　促进神经细胞的生长、分化、存活和再生，促进神经胶质细胞的发育和突触的形成；促进乙酰胆碱、多巴胺、5-羟色胺等神经递质的合成；
6. 代谢　激活肾素—血管紧张素系统，增加醛固酮分泌；影响骨骼；升高血清三酰甘油和磷脂；减少胆汁酸分泌；
7. 其他　促进血液凝固，增加纤溶活性；使真皮增厚，结缔组织内胶原分解减慢，使表皮增殖。

【临床应用】

治疗围绝经期综合征；

抗骨质疏松；

缓解乳房胀痛及退乳；

治疗卵巢功能不全和闭经；

治疗功能性子宫出血；

晚期乳腺癌、前列腺癌的内分泌治疗；

治疗痤疮；

避孕；

神经保护作用。

【不良反应】

1. 常见厌食、恶心及头晕等；
2. （大剂量）引起水钠潴留而导致水肿；肝功能不良者可引起胆汁淤积性黄疸；
3. 长期大剂量可使子宫内膜过度增生，引起子宫出血；
4. 对前列腺癌及绝经后乳腺癌患者有治疗作用，但禁用于其他肿瘤患者；
5. 雌激素可加重偏头痛，结合雌激素可引发抑郁症；
6. 妊娠期不应使用雌激素，以免引起胎儿发育异常。

二、抗雌激素类药

表 34-1　抗雌激素类药物类别及作用特点

药物	作用特点
雌激素受体拮抗药 （氯米芬、雷诺昔芬）	1. 阻滞下丘脑雌激素受体，诱发排卵； 2. 临床用于功能性不孕症、功能性子宫出血、晚期乳腺癌及长期应用避孕药后发生的闭经； 3. 主要不良反应有多胎及视觉异常；长期大剂量可引起卵巢肥大。
选择性雌激素受体调节药 （雷洛昔酚）	1. 可作为部分激动药或部分拮抗药发挥作用； 2. 雷洛昔酚特异性拮抗骨组织的雌激素受体，临床多用于骨质疏松的治疗。
芳香化酶抑制药	临床多用于雌激素依赖性肿瘤的治疗。

三、孕激素类药

常见药物分为以下两类：

1. 17-羟孕酮类　由黄体酮衍生而来，氯地孕酮、甲羟孕酮、甲地孕酮；
2. 19-去甲睾酮类　由妊娠素衍生而来，炔诺酮、双醋炔诺酮、炔诺孕酮。

【药理作用】

1. 生殖系统

1. 月经后期，黄体酮促进子宫继续增厚、充血、腺体增生并产生分支，由增殖期转为分泌期，利于受精卵的着床和胚胎的发育；
2. 黄体酮与缩宫素竞争受体，起到保胎作用；黄体酮与雌激素共同促进乳腺腺泡发育，提前为哺乳做准备；
3. 可抑制黄体生成素（LH）的分泌，从而抑制排卵；
4. 可抑制子宫颈管腺体分泌黏液，减少精子进入子宫的概率；
5. 抑制输卵管的节律性收缩和纤毛的生长；
6. 可加快阴道上皮细胞的脱落。

2. 代谢

竞争性对抗醛固酮作用，产生利尿作用；
促进蛋白质分解，增加尿素氮的排泄；
增加血中低密度脂蛋白；
肝药酶的诱导剂。

3. 神经系统

通过下丘脑体温调节中枢，轻度升高体温；
中枢抑制和催眠作用；
增加呼吸中枢对 CO_2 的通气反应，降低 CO_2 分压。

4. 乳房　促进乳房腺泡发育，为哺乳做准备。

【临床应用】

1. 功能性子宫出血；
2. 痛经和子宫内膜异位症；
3. 先兆流产和习惯性流产；
4. 子宫内膜腺癌、前列腺肥大和前列腺癌。

【不良反应】

子宫出血、经量改变甚至停经；偶见恶心、呕吐、头痛、乳房胀痛及腹痛。

四、抗孕激素类药

【作用机制】

干扰孕酮的合成和代谢。

【代表药物】

1. 孕酮受体阻滞药　米非司酮；
2. 3β-羟甾脱氢酶抑制剂　曲洛司坦。

五、雄激素类药

【药理作用】

1. 生殖系统　睾酮促进男性生殖器官的发育和成熟，形成并维持男性第二性征，促进精子的生成和成熟；
2. 同化作用　促进蛋白质的合成（同化作用），减少蛋白质的分解（异化作用）；
3. 提高骨髓造血功能；
4. 免疫增强作用；
5. 心血管系统调节作用。

【临床应用】

替代疗法；
围绝经期综合征与功能性子宫出血；
晚期乳腺癌；
贫血；
虚弱；
预防良性前列腺增生。

【不良反应】

1. 女性长期应用，可出现男性化的改变；男性患者则可能发生性欲亢进，也有部分患者出现女性化；
2. 17 位由烷基取代的睾酮类药物可干扰肝内毛细胆管的排泄功能。

六、抗雄激素类药

环丙孕酮：降低睾酮的分泌水平；阻滞雄激素受体。

七、避孕药

本类药物多为不同类型的雌激素和孕激素配伍组成的复方制剂，以抑制排卵的药物为主。

【药理作用】

1. 抑制排卵 外源性雌激素通过负反馈机制减少促卵泡激素（FSH）分泌，使卵泡成熟过程受到抑制；孕激素则抑制促黄体素（LH）的释放。
2. 抗着床。
3. 增加宫颈黏液的黏稠度。
4. 其他作用 影响子宫及输卵管平滑肌的正常生理活动，使受精卵难以在适当的时间到达子宫；还可抑制黄体内甾体激素的生物合成。

【药物分类】

口服制剂

(1) 短效口服避孕药：复方炔诺酮片、复方甲地孕酮片、复方炔诺孕酮片；

(2) 长效口服避孕药：以长效雌激素类药物炔雌酮与孕激素类口服避孕药物配伍制成；如复方甲基氯地孕酮片、复方炔诺孕酮片；

(3) 探亲口服避孕药：由大剂量孕激素组成；如三烯高诺酮、醋炔诺醚、炔诺孕酮。

长效注射避孕药

(1) 单纯孕激素长效注射制剂：甲孕酮、庚炔诺酮；

(2) 复方甾体长效注射剂：复方甲地孕酮注射液、复方己酸孕酮注射液。

缓释剂

多相片剂

【不良反应】

1. 类早孕反应；
2. 闭经；
3. 乳汁减少；
4. 子宫不规则出血；
5. 凝血功能亢进；
6. 轻度损害肝功能；
7. 其他：肝良性腺瘤、肝局灶性结节。

八、其他避孕药

见表 34-2。

表 34-2 其他避孕药举例

药物	特点
抗着床避孕药（炔诺酮、双炔失碳酯）	使子宫内膜发生各种功能和形态变化，阻碍孕卵着床
男性避孕药（棉酚、环丙氯地孕酮）	棉酚破坏睾丸细精管的生精上皮，使精子数量减少，直至完全无精子生成
抗早孕药（米非司酮）	破坏子宫蜕膜，使子宫平滑肌收缩增强，诱发流产
外用避孕药（孟苯醇醚）	多为具有较强杀精作用的药物

轻松应试

一、名词解释

同化作用

二、选择题

【A型题】

1. 退乳宜选用
   A. 炔诺酮
   B. 黄体酮
   C. 己烯雌酚
   D. 甲基睾酮
   E. 苯丙酸诺龙

2. 卵巢功能不全和闭经宜选用
   A. 黄体酮
   B. 氯米芬
   C. 己烯雌酚
   D. 甲基睾丸酮
   E. 双醋炔诺醇

3. 治疗前列腺癌宜选用
   A. 炔雌醇
   B. 氯米芬
   C. 苯丙酸诺龙
   D. 丙酸睾丸素
   E. 双醋炔诺醇

4. 主要抑制排卵的避孕药是
   A. 己烯雌酚
   B. 前列腺素
   C. 甲基睾丸素
   D. 大剂量炔诺酮
   E. 雌激素与孕激素复方制剂

5. 属于抗着床避孕药的是
   A. 炔雌醇
   B. 炔雌醚
   C. 复方氯地孕酮
   D. 大剂量雌激素
   E. 大剂量炔诺酮

6. 雌激素禁用于
   A. 前列腺癌
   B. 青春期痤疮
   C. 绝经后乳腺癌
   D. 功能性子宫出血
   E. 有出血倾向的子宫肿瘤

【B型题】

   A. 先兆流产
   B. 前列腺癌
   C. 绝经期前乳腺癌
   D. 骨髓造血功能低下
   E. 肾上腺皮质功能减退

1. 睾酮可用于
2. 黄体酮可用于
3. 己烯雌酚可用于

   A. 黄体酮
   B. 炔诺酮
   C. 甲地孕酮
   D. 地芬诺酯
   E. 甲哌噻庚酮

4. 属于天然孕激素的是
5. 属于17-羟孕酮类孕激素的是
6. 属于19-去甲睾酮类孕激素的是

【X型题】

雌激素可用于
A. 痤疮
B. 避孕
C. 晚期乳腺癌
D. 围绝经期综合征
E. 卵巢功能不全的替代治疗

三、问答题

1. 简述雌激素和孕激素对水盐代谢影响的区别。

2. 简述雌激素的临床应用。

3. 各举一例短效和长效甾体类口服避孕药，并简述它们的具体使用方法。

4. 简述雌激素替代治疗绝经后骨质疏松的机制。

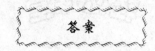

答案

一、名词解释

（略）

二、选择题

A 型题：

1. C   2. C   3. A   4. E   5. E   6. E

B 型题：

1. D   2. A   3. B   4. A   5. C   6. B

X 型题：

ABCDE

三、问答题

（略）

（毛一卿）

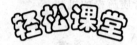

概述：临床常用的肾上腺皮质激素类药物为糖皮质激素。

肾上腺皮质激素的基本结构为甾核；甾核 A 环的 $C_{4\sim5}$ 为双键，C_3 有酮基，C_{20} 有羰基。糖皮质激素则在甾核 D 环的 C_{17} 有 α 羟基，C 环的 C_{11} 有氧（如可的松）或羟基（如氢化可的松）。

一、糖皮质激素

【体内过程】

可的松与泼尼松在体内分别转化为氢化可的松和泼尼松龙才能发挥作用，严重肝病时不能使用。

【生理作用】

1. 糖代谢　增加肝糖原和肌糖原，升高血糖。
2. 蛋白质代谢　加速蛋白质分解，大剂量时还抑制蛋白质合成。
3. 脂肪代谢　大剂量长期应用，促进皮下脂肪分解，并形成"向心性肥胖"。
4. 水和电解质代谢　具有较弱的盐皮质激素的作用，能潴钠排钾。

【药理作用】

1. 抗炎作用；
2. 免疫抑制与抗过敏作用；
3. 抗休克作用；
4. 其他作用　①退热作用；②刺激骨髓造血功能；③提高中枢兴奋性；④造成骨质疏松；⑤增强血管对其他活性物质的反应性。

【抗炎作用的机制】

主要机制为基因效应——糖皮质激素与胞质内的糖皮质激素受体结合，影响基因转录，相应的引起转录增加或减少。具体表现为：

1. 对炎症抑制蛋白及某些靶酶的影响：
    （1）增加脂皮素的合成而抑制磷脂酶 A2 的活性，进而使某些炎性物质（PGs、LTs 等）合成下降；
    （2）抑制一氧化氮合酶（NOS）的活性，从而抑制由 NO 引发的炎性反应；
2. 抑制细胞因子的产生和释放，降低炎症的细胞反应和血管反应；
3. 诱导炎症细胞凋亡；
4. 非基因组效应。

【临床应用】

严重感染或炎症；

免疫相关疾病；

抗休克治疗；

血液病；

局部应用；

替代疗法。

【不良反应】

1. 长期大剂量应用引起的不良反应：

(1) 医源性肾上腺皮质功能亢进；

(2) 诱发或加重感染；

(3) 消化系统并发症；

(4) 心血管系统并发症；

(5) 骨质疏松、肌肉萎缩、伤口愈合延缓等；

(6) 糖尿病；

(7) 其他：癫痫或精神病史患者禁用或慎用。

2. 停药反应

(1) 医源性肾上腺皮质功能不全；

(2) 反跳现象。

【用法与疗程】

1. 大剂量冲击疗法；

2. 一般剂量长期疗法；

3. 小剂量替代疗法。

二、盐皮质激素

代表药物：醛固酮、去氧皮质酮。基本作用为潴钠排钾。

三、其他肾上腺皮质激素相关药物

见表 35-1。

表 35-1　其他肾上腺皮质激素相关药物

药物	作用特点
促肾上腺皮质激素	临床主要用于 (1) ACTH 兴奋试验以判断肾上腺皮质贮备功能 (2) 诊断脑垂体前叶—肾上腺皮质功能状态 (3) 检测长期使用糖皮质激素的停药前后的皮质功能水平
米托坦	选择性作用于肾上腺皮质束状带及网状带细胞，降低氢化可的松水平
美替拉酮	抑制 11β-羟化反应，降低皮质酮和氢化可的松水平
氨鲁米特	抑制胆固醇转变为 20α-羟胆固醇，从而抑制氢化可的松和醛固酮的合成
酮康唑	高剂量时抑制人体类固醇合成

轻松应试

一、名词解释

1. 医源性肾上腺皮质功能亢进症

2. 医源性肾上腺皮质功能不全

二、选择题

【A型题】

1. 糖皮质激素对代谢的影响叙述中，错误的是
   A. 高血糖
   B. 高血钾
   C. 低血钙
   D. 负氮平衡
   E. 脂肪重新分布

2. 糖皮质激素诱发和加重感染的主要原因是
   A. 激素用量不足
   B. 患者对激素不敏感
   C. 激素能直接促进病原微生物繁殖
   D. 使用激素时未能应用有效抗菌药物
   E. 激素抑制免疫反应，降低人体抵抗力

3. 经体内转化后才有效的糖皮质激素是
   A. 泼尼松
   B. 去炎松
   C. 地塞米松
   D. 倍他米松
   E. 氢化可的松

4. 糖皮质激素对血液成分的影响，正确的描述是
   A. 血小板数减少
   B. 减少血中红细胞数
   C. 减少血中淋巴细胞数
   D. 减少血中中性粒细胞数
   E. 抑制红细胞在骨髓中的生成

5. 不属于糖皮质激素诱发或加重胃溃疡原因的是
   A. 促进胃酸分泌
   B. 直接损伤胃黏膜
   C. 减少胃黏液生成

D. 促进胃蛋白酶分泌
E. 减弱PGs的胃黏膜保护作用

6. 感染中毒性休克使用糖皮质激素治疗时应采用
   A. 大剂量肌内注射
   B. 大剂量冲击静脉给药
   C. 小剂量快速静脉注射
   D. 小剂量反复静脉点滴给药
   E. 一次负荷量肌内注射给药，然后静脉点滴维持给药

【B型题】

A. 氟氢可的松
B. 甲泼尼龙
C. 地塞米松
D. 促皮质素
E. 美替拉酮

1. 短效糖皮质激素是
2. 中效糖皮质激素是
3. 长效糖皮质激素是

A. 湿疹
B. 过敏性休克
C. 肾病综合征
D. 重症心力衰竭
E. 慢性肾上腺皮质功能不全

4. 大剂量糖皮质激素突击疗法用于
5. 小剂量肾上腺皮质激素补充治疗用于
6. 糖皮质激素隔日疗法用于

【X型题】

1. 长期应用糖皮质激素引起骨质疏松、肌肉萎缩，是由于
   A. 增加蛋白质合成

B. 抑制蛋白质合成

C. 抑制蛋白质分解

D. 促进蛋白质分解

E. 增加钙、磷排泄

2. 长期应用皮质激素因脂肪代谢紊乱，可引起

A. 满月脸

B. 背部脂肪堆积

C. 四肢及腹部肥胖

D. 上肢、胸部肥胖

E. 血胆固醇含量增加

三、问答题

1. 简述糖皮质激素的抗炎作用机制。

2. 简述糖皮质激素的药理作用。

3. 简述糖皮质激素的临床应用。

4. 简述长期大量应用糖皮质激素可能引发的不良反应。

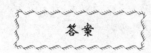

答案

一、名词解释

（略）

二、选择题

A 型题：

1. B　　2. E　　3. A　　4. C　　5. B　　6. B

B 型题：

1. A　　2. B　　3. C　　4. B　　5. E　　6. C

X 型题：

1. BDE　　2. ABE

三、问答题

（略）

（毛一卿）

第三十六章　甲状腺激素及抗甲状腺药

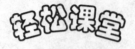

一、甲状腺激素

包括甲状腺素（T_4）和三碘甲腺原氨酸*（T_3）。

（一）甲状腺激素的合成、贮存、分泌与调节

见下图。

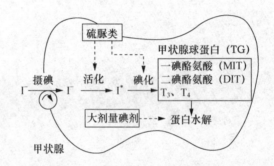

（二）体内过程

T_4 和 T_3 在血中有 99％以上与血浆蛋白结合，T_3 的游离量远高于 T_4；T_3 作用强而快，消除也较快。T_4 的 $5'$ 位脱碘转化为 T_3。

（三）药理作用

维持正常生长发育；
促进代谢和产热；
提高人体交感—肾上腺系统的反应性。

（四）临床应用

主要用于甲状腺功能减退的替代疗法。

---

* 主教材中为"三碘甲状腺原氨酸"，本书采用全国科技语规范所建议的"三碘甲腺原氨酸"——编者注。

1. 甲状腺功能减退　①克汀病（呆小症）；②黏液性水肿。

2. 单纯性甲状腺肿；

3. 其他　①甲状腺功能亢进症（甲亢）患者服用抗甲状腺药时，加服 T_4 有利于减轻突眼、甲状腺肿大以及防止甲状腺功能减退；②甲状腺癌术后应用 T_4，可抑制残余甲状腺癌变组织，减少复发；③T_3 抑制试验。

二、抗甲状腺药

表 36-1　抗甲状腺药物的种类、药理、临床应用及不良反应

药物	药理作用	临床应用	不良反应
硫脲类	1. 抑制甲状腺激素的合成 2. 抑制外周组织的 T_4 转化为 T_3 3. 减弱 β 受体介导的糖代谢 4. 免疫抑制作用	1. 甲亢的内科治疗 2. 甲状腺手术前准备 3. 甲状腺危象的治疗	1. 胃肠道反应 2. 过敏反应 3. 粒细胞缺乏症 4. 甲状腺肿及甲状腺功能减退
碘及碘化物	大剂量碘有抗甲状腺作用 1. 抑制 TG 的水解而抑制甲状腺激素的释放 2. 拮抗促甲状腺素（TSH）促进激素释放作用 3. 抑制甲状腺过氧化物酶活性，而减少甲状腺激素的合成	1. 甲亢的术前准备 2. 甲状腺危象的治疗	1. 一般反应：咽喉不适、口内金属味、呼吸道刺激等 2. 过敏反应 3. 诱发甲状腺功能紊乱
β受体阻滞药	无内在拟交感活性的 β 受体阻滞药，可改善甲亢所致的交感神经激活症状 普萘洛尔还可抑制外周 T_4 转化为 T_3	1. 适用于不宜用抗甲状腺药、不宜手术及 ^{131}I 治疗的甲亢患者 2. 甲状腺危象 3. 与硫脲类合用作甲状腺术前准备 4. 甲亢患者紧急手术时，保护患者	注意防止对心血管系统和气管平滑肌的不良反应
放射性碘（^{131}I）	1. β 射线起到类似于手术切除部分甲状腺的作用 2. γ 射线可在体外测得，用于测定甲状腺摄碘功能	适用于不宜手术或手术后复发及硫脲类无效或过敏的甲亢患者	剂量过大易致甲状腺功能减退 20 岁以下患者、妊娠或哺乳的妇女及肾功能不佳者不宜使用

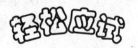

一、选择题

【A 型题】

1. 抗甲状腺药卡比马唑的作用机制是

　A. 抑制 TSH 释放

　B. 抑制腺细胞增生

　C. 使 TSH 释放减少

　D. 直接拮抗已合成的甲状腺素

　E. 抑制甲状腺腺泡内过氧化物酶，减少甲

状腺素合成

2. 甲亢术前准备用硫脲类药物的主要目的是

    A. 防止手术过程中血压下降

    B. 使甲状腺血管减少，减少手术出血

    C. 使甲状腺腺体缩小变韧，有利于手术进行

    D. 使甲状腺功能恢复或接近正常，防止术后发生甲状腺危象

    E. 使甲状腺功能恢复或接近正常，防止术后甲状腺功能减退

3. 硫脲类抗甲状腺药最严重的不良反应是

    A. 出血

    B. 溶血性贫血

    C. 粒细胞缺乏症

    D. 再生障碍性贫血

    E. 血小板减少性紫癜

4. 应慎用碘剂的情况是

    A. 妊娠

    B. 甲状腺危象

    C. 粒细胞缺乏症

    D. 甲亢术前准备

    E. 单纯性甲状腺肿

5. 甲状腺功能亢进治疗宜选用

    A. 甲状腺素

    B. 小剂量碘剂

    C. 丙硫氧嘧啶

    D. 三碘甲腺原氨酸

    E. 甲状腺素

6. 治疗黏液性水肿的药物是

    A. 碘化钾

    B. 甲状腺素

    C. 卡比马唑

    D. 甲巯咪唑

    E. 丙硫氧嘧啶

【B 型题】

    A. 肾衰竭

    B. 诱发心绞痛

    C. 粒细胞缺乏症

    D. 甲状腺功能减退

    E. 血管神经性水肿

1. 甲状腺素的不良反应是

2. 碘化物的主要不良反应是

3. 放射性[131]I 的主要不良反应是

4. 硫脲类抗甲状腺药的主要不良反应是

    A. [131]I

    B. 复方碘溶液

    C. 一碘酪氨酸

    D. 促甲状腺素

    E. 三碘甲腺原氨酸

5. 用于 T_3 抑制试验的药物是

6. 用于甲状腺手术前准备的药物是

7. 用于甲状腺摄碘功能测定的药物是

【X 型题】

1. 可用于治疗黏液性水肿昏迷的药物是

    A. [131]I

    B. 磺胺嘧啶

    C. 氢化可的松

    D. 丙硫氧嘧啶

    E. 三碘甲腺原氨酸

2. 需慎用碘剂的情况是

    A. 妊娠

    B. 哺乳期妇女

    C. 甲亢术前准备

    D. 单纯性甲状腺肿

    E. 甲状腺危象

二、问答题

1. 简述抗甲状腺药硫脲类和碘剂在临床应用中的异同点。

2. 简述碘剂抗甲状腺作用的理论依据。

3. 阐述甲状腺激素的合成、贮存和分泌过程。

答案

一、选择题

A 型题：

1. E　　2. D　　3. C　　4. A　　5. C　　6. B

B 型题：

1. B　　2. E　　3. D　　4. C　　5. E　　6. B　　7. A

X 型题：

1. CE　　2. AB

二、问答题

（略）

（毛一卿）

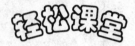

一、胰岛素

【药物分类】

速效胰岛素：正规胰岛素、赖脯胰岛素

中效胰岛素：低精蛋白锌胰岛素、珠蛋白锌胰岛素；

长效胰岛素：精蛋白锌胰岛素、甘精胰岛素、地特胰岛素；

单组分胰岛素。

【体内过程】

普通制剂易被消化酶破坏，需注射给药。

【药理作用】

1. 促进脂肪合成，抑制脂肪分解；

2. 促进糖原的合成和贮存，降低血糖；

3. 增加氨基酸的转运和核酸、蛋白质的合成，抑制蛋白质的分解；

4. 加快心率，加强心肌收缩力，减少肾血流；

5. 促进钾离子进入细胞，降低血钾浓度。

【临床应用】

注射用普通胰岛素制剂适用于各型糖尿病：

1 型糖尿病；

2 型糖尿病初始治疗时需迅速降低血糖至正常水平者；

2 型糖尿病经饮食控制或用口服降血糖药未能控制者；

发生各种急性或严重并发症的糖尿病；

合并重度感染、消耗性疾病、高热、妊娠、创伤及手术的各型糖尿病；

细胞内缺钾者。

【不良反应】

1. 低糖血症；

2. 过敏反应；

3. 胰岛素抵抗；

4. 脂肪萎缩。

二、口服降血糖药

见表 37-1。

表 37-1　口服降糖药的类别、药理、临床应用及不良反应

药物	药理作用	临床应用	不良反应
磺酰脲类（甲苯磺丁脲、氯磺丙脲、格列本脲等）	1. 降血糖作用：依赖于患者胰岛功能 2. 对水排泄的影响：格列本脲、氯磺丙脲有抗利尿作用 3. 第三代磺酰脲类能使血小板黏附力减弱，刺激纤溶酶原的合成	1. 用于胰岛功能尚存的 2 型糖尿病且单用饮食控制无效者 2. 尿崩症：只用氯磺丙脲	1. 常见：皮肤过敏、胃肠不适、嗜睡及神经痛 2. 可致肝损害，少数患者血常规改变 3. 较严重：持久性低血糖症
双胍类	促进脂肪组织摄取葡萄糖，降低葡萄糖在肠的吸收及糖原异生，抑制胰高血糖素释放	轻症糖尿病患者，尤适用于肥胖及单用饮食控制无效者	1. 一般不良反应：食欲下降、恶心、腹部不适及腹泻 2. 严重不良反应：乳酸血症、酮血症
胰岛素增敏剂（吡格列酮、罗格列酮等）	1. 改善胰岛素抵抗、降低高血糖 2. 改善脂肪代谢紊乱 3. 防治 2 型糖尿病血管并发症 4. 改善胰岛 β 细胞功能 其机制与竞争性激活过氧化物酶增殖体受体-γ（PPAR-γ）、调节胰岛素反应性基因的转录有关	治疗胰岛素抵抗和 2 型糖尿病	1. 低血糖发生率低 2. 嗜睡、肌肉和骨痛、头痛、消化道症状
α 葡萄糖苷酶抑制（阿卡波糖）	在小肠竞争糖苷水解酶，减慢碳水化合物水解及产生葡萄糖的速度，并延缓葡萄糖的吸收	单用或与其他降糖药合用，降低患者的餐后血糖	胃肠道反应
餐时血糖调节剂（瑞格列奈）	促胰岛素分泌	2 型糖尿病；老年糖尿病患者也可服用；适用于糖尿病肾病者	

三、其他新型降血糖药

1. 依克那肽　长效胰高血糖素样肽-1（GLP-1）受体激动剂。

2. 醋酸普兰林肽　胰淀粉样多肽的合成类似物，是胰岛素之后第二个获准用于治疗 1 型糖尿病的药物。

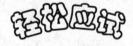

一、名词解释

胰岛素抵抗

二、选择题

【A 型题】

1. 可造成乳酸血症的降血糖药是

　A. 胰岛素

　B. 氯磺丙脲

　C. 格列本脲

　D. 苯乙双胍

　E. 甲苯磺丁脲

2. 可用于尿崩症的降血糖药是

　A. 二甲双胍

　B. 格列齐特

　C. 氯磺丙脲

　D. 格列吡嗪

　E. 甲苯磺丁脲

3. 不需首选胰岛素治疗的糖尿病类型是

　A. 妊娠糖尿病

　B. 1 型糖尿病

　C. 轻症 2 型糖尿病

　D. 需做手术的糖尿病

　E. 合并严重感染的糖尿病

4. 二甲双胍的降糖机制是

　A. 抑制糖皮质激素释放

B. 促进胰岛 β 细胞分泌胰岛素

C. 促进组织对葡萄糖的摄取和无氧酵解

D. 促进肌肉组织通过有氧氧化利用葡萄糖

E. 促进葡萄糖转运蛋白 4（GLUT-4）从细胞内贮存库向细胞表面再分布

【X 型题】

胰岛素的不良反应包括

A. 血糖过低

B. 过敏反应

C. 反应性高血压

D. 局部脂肪萎缩

E. 胰岛素耐受性

三、问答题

1. 简述胰岛素的药理作用、临床应用及不良反应。

2. 简述产生胰岛素抵抗的原因。

3. 简述磺脲类降血糖药的临床应用及其药理依据。

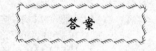
答案

一、名词解释

（略）

二、选择题

A 型题：

1. D 　　2. C 　　3. C 　　4. C

X 型题：

ABDE

三、问答题

（略）

（毛一卿）

第三十八章 抗菌药物概论

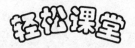

一、定义

具有抑制或杀灭细菌作用的药物称为抗菌药物，有人工合成和微生物产生的两种，完全人工化学合成的称为抗菌药，后者称为抗生素。

二、选择性毒性原则

杀伤感染微生物但不损伤宿主，基于微生物和宿主之间的生物化学和物理学本质差异。

三、治疗方案

1. 选择合适的抗生素
  微生物的敏感性
  杀菌和抑菌
  二重感染的可能性
2. 由宿主决定
包括药物反应史；感染部位；肝、肾功能；年龄；怀孕和哺乳；代谢异常；遗传因素
3. 由细菌决定
（1）天然耐药
（2）逃脱抗生素作用
（3）由于下列原因可能诱发获得耐药性：
  突变：细菌染色体体外耐药基因的转移。
  转导：耐药性（R）质粒的转导，同种细菌间的细菌的无性转导。
  接合：R决定子含有耐药性与耐药性转移因子（RTFs）基因。耐药性转移因子含有可接合成R因子或R质粒的基因，通过性丝的直接接触转移——主要发生在革兰阴性杆菌，肠道细菌中发生的基本过程；R因子可能含有几个基因，每一个针对一种不同的药物。
  转位：插入序列（IS）允许转座子传递多重耐药基因，不依赖于细菌的重组。

> ### 轻松记忆
>
> "转位"所描述的现象，是在说某些基因可以自由地从一个质粒"跳"到另一个质粒，或者从一个质粒"跳"到染色体。

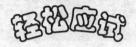

一、选择题

【A 型题】

1. 治疗指数是
   A. ED_{90}/LD_{10}
   B. ED_{50}/LD_{50}
   C. LD_{90}/ED_{50}
   D. LD_{50}/ED_{50}
   E. LD_{95}/ED_5

2. 抑制细菌细胞壁的合成药物是
   A. 四环素
   B. 多黏菌素
   C. 青霉素
   D. 红霉素
   E. 磺胺嘧啶

3. 抑制细菌脱氧核糖核酸合成的药物是
   A. 青霉素 G
   B. 磺胺甲噁唑

   C. 头孢他啶
   D. 环丙沙星
   E. 灰黄霉素

4. 影响细菌蛋白质合成的药物是
   A. 阿莫西林
   B. 红霉素
   C. 多黏霉素
   D. 氨苄西林
   E. 头孢唑啉

【X 型题】

细菌对抗菌药物产生的耐药机制为
   A. 产生水解酶
   B. 产生合成酶
   C. 原始靶位结构改变
   D. 胞浆膜通透性改变
   E. 改变代谢途径

二、问答题

1. 抗菌药物的作用机制有哪些？
2. 抗菌药物的耐药性是怎样产生的？

一、选择题
A 型题：
1. D   2. C   3. B   4. B
X 型题：
ABCDE
二、问答题
（略）

（张永鹤）

第三十九章 β-内酰胺类抗生素

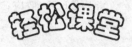

一、概述

β-内酰胺类（β-lactams）抗生素是各类抗生素中品种最多、临床应用最广的一类抗生素。β-内酰胺环是这类药物的基本结构。根据其他结构的差异，进一步分为青霉素类（Penicillins）、头孢菌素类（Cephalosporins）、其他 β-内酰胺类。

二、β-内酰胺类的主要药物

（一）青霉素类

【药理及耐药机制】

（1）丙氨酰二肽类似物灭活转肽酶（青霉素结合蛋白；PBPs）从而阻止细菌细胞壁肽聚糖多聚体的交联，导致细菌细胞壁缺损，菌体容易破裂。同时激活自溶系统，进一步破坏细菌体；

（2）耐药性产生的主要原因是由于细菌产生 β-内酰胺酶（青霉素酶）。β-内酰胺酶的基因可在接合时被转染，或作为小质粒（减去接合基因）被转导。常见的可以产生青霉素酶的微生物有金黄色葡萄球菌、大肠杆菌、绿脓假单胞菌和杆菌属、变形菌属和类杆菌属。

【结构特征】

四氢噻唑环与 β-内酰胺环相连，只有完整的 β-内酰胺环才能产生抗菌活性。对 R 基团进行修饰可改变药理学特性，并对 β-内酰胺酶产生抗性（见图 39-1）。

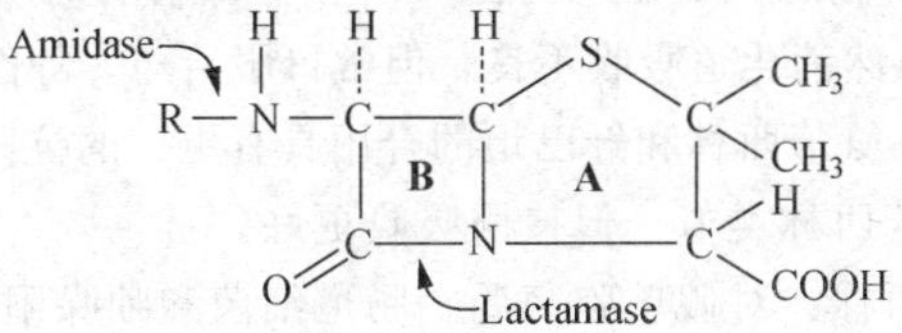

图 39-1　青霉素类药物的基本结构

A：噻唑环；B：β-内酰胺环；Amidase：酰胺酶；Lactamase：内酰胺酶

【一般药代学特性】

胃肠外给药后快速吸收；

分布于全身体液中，而只有在感染时才能大量进入脑脊液和眼房水内；

青霉素大部分通过肾排泄，主要通过肾小管分泌。当给予丙磺舒时可减慢清除率。

【不良反应】

大约 10％的病例会发生超敏反应。给药后 2 分内或最长 3 天内可观察到各种类型的反应，从单一的红疹到过敏性休克。

其他的不良反应包括：

注射部位的直接的刺激痛；

由于大量的药物盐产生的阳离子（Na^+ 或 K^+）效应；

胃肠道不适；

二重感染。

【代表药物】

1. 青霉素 G/青霉素 V

对敏感细菌强有效的药物；还用于预防链球菌感染，预防风湿热的再发，心脏瓣膜病患者进行手术或牙科操作。

青霉素 G：在酸性环境中不稳定，只有 30％的口服药量具有活性。一般来说，胃肠外给药。苄星青霉素肌注；吸收缓慢，延长了循环中药物的水平。

青霉素 V：可口服，普通患者的青霉素的半衰期为 30～60min，肾衰竭患者可长达 10h。

有效的抗菌谱：

（1）革兰氏阳性需氧菌：肺炎链球菌、链球菌（除外粪链球菌）和不产生青霉素酶的葡萄球菌，杆菌属；

（2）革兰氏阴性需氧菌：淋球菌（不产生青霉素酶）和脑膜炎球菌感染；

（3）其他菌属：梅毒螺旋体（梅毒）、钩端螺旋体；除脆弱类杆菌外的大部分厌氧菌。

2. 耐青霉素酶的青霉素

主要用于产青霉素酶的葡萄球菌感染。

异噁唑基衍生物（苯唑西林、氯唑西林、双氯西林）和乙氧萘胺青霉素，可口服；

甲氧西林胃肠外给药（由于可能出现肾毒性而使用逐渐减少）；

萘夫西林胃肠外给药用于严重的感染。

3. 广谱青霉素

比青霉素 G 对革兰氏阴性细菌更有效。

（1）被 β-内酰胺酶灭活。

（2）氨苄西林：用于由流感（嗜血）杆菌（不产青霉素酶的）、奇异变形杆菌、大肠杆菌、沙门（氏）菌；虽然消化道吸收不良，但常口服给药。舒巴坦是一种青霉酸砜，可灭活很多 β-内酰胺酶；氨苄西林和舒巴坦的合用具有更广的抗菌谱，并可抵抗 β-内酰胺酶。

（3）阿莫西林：与氨苄西林类似，但口服吸收更好。

（4）羧苄西林、替卡西林：对假单胞菌属、肠道细菌和吲哚阳性的变形菌特别有效。

（5）阿洛西林、美洛西林、哌拉西林：对假单胞菌属十分有效，美洛西林和哌拉西林还对肠道细菌和很多克雷伯氏菌属有效。

（6）常与氨基糖苷类合用进行急救。

4. 克拉维酸

联合用药。

结构与青霉素类似；

本身无抗微生物特性；

不可逆地抑制 β-内酰胺酶，从而可使产青霉素酶的微生物暴露于治疗剂量下的青霉素；

分别与阿莫西林或替卡西林口服和胃肠外给药，可有效对抗产青霉素酶的微生物。

5. 美西林（Mecillinam）

可抵抗 β-内酰胺酶，对于革兰氏阴性微生物有很好的作用。

对肠道细菌，包括大肠杆菌、肠杆菌属、克雷伯氏菌属、志贺氏菌属和沙门（氏）菌都很
有效；与氨基糖苷类没有协同作用；

常胃肠外给药。

（二）头孢菌素类

【药理机制】

与青霉素类似，即抑制转肽酶。

【结构特征】

7-氨基头孢菌烷酸核；与双氢噻嗪环连接的 β-内酰胺环；R1 位置的取代基决定了抗菌活性。
R2 位置的取代基决定了药代学特点。

【一般药代学特性】

在体液中分布广泛，可选择性通过脑脊液（头孢呋辛、拉氧头孢、头孢噻肟、头孢唑
肟）；

由肾过滤分泌排泄（除外拉氧头孢），丙磺舒延缓分泌；

一部分通过去乙酰化代谢（头孢噻吩、头孢匹林、头孢噻肟）；

对青霉素酶有一定抵抗力，但对另外一类 β-内酰胺酶，如头孢菌素酶敏感。

【不良反应】

最常见的副作用是超敏反应（2％～5％）；

5％～10％对青霉素敏感的个体也对头孢菌素敏感；

可能引起出血性疾病；

与利尿药合用可能有肾毒性，头孢噻吩与庆大霉素或妥布霉素合用后可能产生肾毒性

【代表药物】

1. 第一代头孢菌素

主要用于克雷伯氏菌、青霉素和氨苯磺胺抵抗的泌尿道感染；还可用于预防各种手术
感染。

可作用于大部分革兰氏阳性菌和部分革兰氏阴性菌；

包括头孢噻吩、头孢匹林、头孢氨苄、头孢拉定、头孢唑啉和头孢羟氨苄；

半衰期为 0.6～1.8h；

头孢噻吩、头孢匹林和头孢唑啉胃肠外给药，其他可口服；

不进入脑脊液。

2. 第二代头孢菌素

主要用于泌尿道、骨和软组织感染，并用于预防各种手术感染。

将第一代的抗菌谱扩展到包括流感嗜血杆菌和吲哚阳性的变形菌；

包括头孢孟多、头孢西丁、头孢克洛、头孢呋辛、头孢尼西和头孢雷特；

不进入脑脊液；

除头孢克洛可口服外其余均胃肠外给药；

半衰期为 0.8～4.4h。

3. 第三代头孢菌素

主要用于严重的医院相关的革兰氏阴性菌感染，单独使用或与氨基糖苷联合使用。

对革兰氏阳性微生物作用较弱，但对革兰氏阴性微生物作用较强；对流感嗜血杆菌、淋球菌、肠道细菌作用强，对厌氧菌作用中等；

包括头孢噻肟、拉氧头孢、头孢唑肟、头孢曲松、头孢他啶和头孢哌酮；

大部分通过脑脊液达到治疗浓度：拉氧头孢的脑脊液穿透作用尤其强，由于可能会发生出血性疾病而使应用受限；

头孢哌酮和头孢他啶对铜绿假单胞菌（绿脓杆菌）作用很强；

半衰期为 1.1~8.8h。

（三）其他 β-内酰胺类

1. 氨曲南

天然的单酰胺菌素缺少四氢噻唑环；

对革兰氏阴性菌作用强，但对厌氧菌或革兰氏阳性菌无效；

与青霉素或头孢菌素没有交叉超敏反应。

2. 亚胺培南

碳青霉烯类，具有广泛的抗菌谱；

与西司他丁联合上市，西司他丁是一种肾双氢肽酶 I（使母药失效）的抑制剂；

与其他抗生素没有交叉耐药。

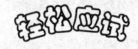

一、选择题

【A 型题】

1. 抗绿脓杆菌感染的广谱青霉素类药物是
   A. 头孢氨苄
   B. 青霉素 G
   C. 氨苄西林
   D. 羧苄西林
   E. 头孢西丁

2. 临床治疗暴发型流行性脑脊髓膜炎的首选药是
   A. 头孢氨苄
   B. 磺胺嘧啶
   C. 头孢他啶
   D. 青霉素 G
   E. 复方新诺明

3. 抢救青霉素过敏性休克的首选药物是
   A. 去甲肾上腺素
   B. 肾上腺素
   C. 多巴胺
   D. 肾上腺皮质激素
   E. 抗组胺药

【X 型题】

1. 内酰胺类抗生素包括
   A. 多黏菌素类
   B. 青霉素类
   C. 头孢菌素类
   D. 大环内酯类
   E. β-内酰胺酶抑制剂

2. 对青霉素敏感的细菌是
   A. 溶血性链球菌
   B. 肺炎链球菌
   C. 草绿色链球菌
   D. 阿米巴原虫
   E. 立克次氏体

3. 主要作用于革兰氏阴性菌的青霉素类药有
   A. 美西林
   B. 匹美西林

C. 替莫西林

D. 苯唑西林

E. 氯唑西林

4. 与β-内酰胺类抗生素合用的药物为

   A. 舒巴坦

   B. 克拉维酸

   C. 三唑巴坦钠

   D. 西司他丁

   E. 头霉素

5. 头孢菌素具有以下特点

   A. 抗菌谱广

   B. 杀菌力强

   C. 对β-内酰胺酶稳定

   D. 耐青霉素酶

   E. 过敏反应少

6. 第三代头孢菌素具有以下特点

   A. 对肾的毒性最低

   B. 对革兰氏阳性菌的抵抗能力最强

   C. 对革兰氏阴性菌的抵抗能力最强

   D. 对β-内酰胺酶最不稳定

E. 透入血脑屏障能力最强

7. 细菌繁殖期杀菌药为

   A. 青霉素 G

   B. 阿莫西林

   C. 多黏菌素

   D. 链霉素

   E. 红霉素

8. 第二代头孢菌素类抗生素有

   A. 头孢噻吩

   B. 头孢孟多

   C. 头孢呋辛

   D. 头孢克洛

   E. 头孢曲松

9. 抗绿脓杆菌的广谱青霉素有

   A. 磺苄西林

   B. 羧苄西林

   C. 呋苄西林

   D. 阿洛西林

   E. 美洛西林

二、问答题

1. β-内酰胺类杀菌的机制是什么？

2. β-内酰胺类产生耐药性的机制有哪些？

3. 青霉素过敏的过敏原是什么？怎样预防青霉素引起的过敏性休克？

4. 比较第一、二、三代头孢菌素在抗菌谱、不良反应和临床应用等方面的差异。

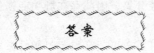

答案

一、选择题

A 型题：

1. D   2. D   3. B

X 型题：

1. BCE   2. ABC   3. ABC   4. ABC   5. ABD   6. ACE

7. AB   8. BCD   9. ABCDE

二、问答题

（略）

（张永鹤）

第四十章　大环内酯类、林可霉素类 及多肽类抗生素

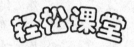

一、概述

大环内酯类抗生素由一个 14～16 元（碳）内酯环和一些附着其上的糖基组成。

二、大环内酯类

红霉素

【药理作用机制】
通过与核糖体 50S 亚基结合抑制蛋白质合成、限制合成的肽段大小。

【结构特征】
大环内酯类抗生素由连接多个内酯环的脱氧糖构成。

【一般药代学特性】
胃酸可使其灭活；以肠衣片的形式给药，胃内容物可降低吸收；除脑脊液外可进入全身体液；可静脉给药。有前体药物（erythromycin estolate）可由细菌转化为活性药物。此依托红霉素比未衍生的药物更稳定，并不受胃内容物影响。
在肝聚集；主要通过胆汁途径分泌。因此存在肝功能损伤时建议小心使用。

【不良反应】
很少发生严重副作用：口服红霉素可能会引起过敏性淤胆型肝炎，停药后可恢复。
血栓性静脉炎：静脉给药时其发生率很高。

【抗菌谱】
对革兰氏阳性细菌有效。
对青霉素过敏的患者可替代青霉素。
是军团病（军团菌肺炎）最有效的药物；还可用于支原体肺炎的治疗。

三、林可霉素类

林可霉素

【药理作用机制】
与核糖体 50S 亚基结合，抑制蛋白质合成。

【一般特性】
可口服，除 CNS 外可进入全身体液；主要与蛋白质结合、在肝代谢，尿和胆汁中分泌。

【不良反应】

由于耐药性梭状芽胞杆菌的二重感染可能会出现严重的假膜性结肠炎。

【抗菌谱】

只限用于由厌氧菌引起的脓肿的替代治疗。

四、多肽类抗生素

1. 万古霉素

对革兰氏阳性菌有效，尚没发现耐药菌株；用于严重的甲氧西林耐药的葡萄球菌感染以及对青霉素和头孢菌素过敏的患者。

> 与已有的肽聚糖结合，防止外来部分的结合。
> 除治疗小肠结肠炎外其余均胃肠外给药。
> 只在脑膜发生炎症时会进入脑脊液；由肾排泄，半衰期大约为 6h。
> 与氨基糖苷类有协同作用，但会产生耳毒性和肾毒性。

2. 多黏菌素 B

> 与细胞膜磷脂相互作用，破坏其结构发挥抗菌作用。
> 毒性大，多局部用药，口服不吸收，不能穿过血脑屏障。
> 常局部用药，治疗敏感菌引起的感染。

3. 杆菌肽

与乙酰胞壁酸胸腺喷丁结合，抑制脱磷酸作用并重新使用磷脂，以阻止肽聚糖复合物。局部用药，与新霉素和多黏菌素合用治疗轻微感染。

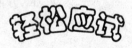

一、选择题

【A 型题】

1. 红霉素的作用机制是
   A. 与细菌核蛋白体的 50S 亚基结合，抑制细菌蛋白质合成
   B. 与细菌核蛋白体 30S 亚基结合，抑制细菌蛋白质合成
   C. 细菌核蛋白体 70S 始动复合物结合，抑制蛋白质合成
   D. 抑制细菌细胞壁合成纤维
   E. 破坏细菌的细胞膜

2. 对支原体肺炎有效的药物是
   A. 异烟肼
   B. 青霉素
   C. 阿奇霉素
   D. 万古霉素
   E. 头霉素

3. 红霉素的主要不良反应是
   A. 胃肠道反应
   B. 心肌损害
   C. 过敏反应
   D. 静脉滴注可致静脉炎
   E. 肾损害

【X 型题】

1. 红霉素可广泛分布至下列组织液中
   A. 唾液
   B. 前列腺
   C. 脑脊液
   D. 胎儿
   E. 扁桃体

2. 与青霉素合用时可产生拮抗作用的药物是

A. 红霉素

B. 链霉素

C. 庆大霉素

D. 磺胺嘧啶

E. 四环素

3. 作用于细菌静止期的杀菌药是

A. 头孢菌素

B. 链霉素

C. 庆大霉素

D. 青霉素

E. 多黏菌素

4. 快效抑菌药为

A. 头孢他啶

B. 阿莫西林

C. 阿齐霉素

D. 罗红霉素

E. 四环素

5. 慢效抑菌药有

A. 红霉素

B. 庆大霉素

C. 头孢孟多

D. 磺胺嘧啶

E. 甲氧苄啶

6. 红霉素主要用于

A. 耐青霉素的金黄色葡萄球菌感染

B. 青霉素过敏者

C. 军团菌病

D. 病毒感染

E. 真菌感染

7. 治疗金黄色葡萄球菌所致慢性骨髓炎的药物为

A. 青霉素类＋林可霉素

B. 头孢他啶＋林可霉素

C. 青霉素类＋链霉素

D. 头孢孟多＋环丙沙星

E. 四环素＋克林霉素

8. 大环内酯类药物有哪些

A. 红霉素

B. 乙酰螺旋霉素

C. 吉他霉素

D. 沙霉素

E. 万古霉素

二、问答题

红霉素临床首选应用于哪些感染性疾病？

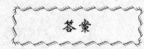

答案

一、选择题

A 型题：

1. A　　2. C　　3. A

X 型题：

1. ABDE　2. AE　　3. BCE　　4. CDE　　5. DE　　6. ABC

7. ABD　8. ABC

二、问答题

（略）

（张永鹤）

第四十一章 氨基糖苷类抗生素

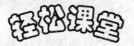

氨基糖苷类

【药理作用和耐药机制】

1. 药理作用

与 S12 蛋白的核糖体 30S、70S 亚基相互作用等多种方式干扰、抑制细菌蛋白质的合成；引起翻译的错误。

2. 耐药机制

细菌产生的钝化酶，即通过添加磷酰基（O-磷酸转移酶）、乙酰基（O-乙酰转移酶）和（或）腺嘌呤核苷酰基（O-腺苷酰基转移酶）基团而使药物失活从而产生广泛耐药性。

细菌可以携带不止一个酶的修饰基因；氨基糖苷类的再摄取降低也会产生耐药性。

【结构特征】

氨基糖通过糖苷键与己糖-氨基环多醇连接，多聚阳离子需要有效的再摄取（只有革兰氏阴性需氧菌如此）。

【一般药代学特性】

口服不吸收；胃肠外给药。

不通过脑脊液。

由肾小球过滤后排出；血浆半衰期大约为 2~3h；内耳液的半衰期大约为 10h。

【不良反应】

目前认为是由于氨基糖苷类与宿主细胞的多磷酸肌醇相互反应产生的。

治疗指数窄，因此可能需要监测血浆浓度和个体化剂量。特别是肾功能损伤、败血症或烧伤患者；年老体弱者、肥胖者以及新生儿更危险。

耳毒性：①包括前庭（链霉素、庆大霉素、妥布霉素）和耳蜗（新霉素、卡那霉素、阿米卡星、庆大霉素和妥布霉素）；②肾损伤者更容易发生毒性反应；③损伤可能是永久性的；④氨基糖苷类不能与其他耳毒性药物联合使用（如依他尼酸或呋塞米）；⑤卡那霉素是氨基糖苷类中耳毒性最强的药物。

肾毒性：发生急性肾小管坏死并导致肾小球滤过率降低，血浆肌酐和血尿素氮升高。损伤常为可逆的。

神经-肌肉阻滞：神经末梢的乙酰胆碱释放减少，突触后膜对乙酰胆碱的敏感性降低。

过敏/超敏：除新霉素外很少引起超敏反应，局部使用新霉素可导致 8% 的患者发生接触性皮炎。

【抗菌谱】

对大部分革兰氏阴性需氧菌有效。由于更广抗菌谱的青霉素和头孢菌素类以及其他毒性小的抗生素的发展，本类药的使用正在减少。

【代表药物】

1. 链霉素　目前只用于鼠疫（耶尔森菌属鼠疫）、布氏菌病的严重病例，以及作为顽固的结核分枝杆菌感染的辅助治疗。

2. 庆大霉素/妥布霉素在革兰氏阴性细菌中对肠杆菌属、吲哚阳性变形菌、假单胞菌属和黏质沙雷（氏）菌有效。常与β内酰胺类抗生素联合用于需要广谱抗菌作用的严重感染。

3. 阿米卡星用于治疗严重的革兰氏阴性细菌感染，特别是对庆大霉素或妥布霉素耐药者。

4. 新霉素毒性太强以至于不能全身应用，只能局部用于治疗微小的软组织感染（常与杆菌肽和多黏菌素联合应用）。

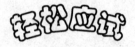

一、选择题

【A 型题】

1. 治疗鼠疫首选药物是
   A. 链霉素
   B. 林可霉素
   C. 红霉素
   D. 庆大霉素
   E. 小诺霉素

2. 对结核分枝杆菌有治疗作用的氨基糖苷类药物是
   A. 庆大霉素
   B. 链霉素
   C. 大观霉素
   D. 阿米卡星
   E. 妥布霉素

【X 型题】

1. 氨基糖苷类抗生素有
   A. 庆大霉素
   B. 罗红霉素
   C. 阿米卡星
   D. 妥布霉素
   E. 米诺环素

2. 氨基糖苷类抗生素主要的不良反应有
   A. 耳毒性
   B. 肾毒性

C. 肝毒性
   D. 过敏反应
   E. 神经-肌肉接头的阻滞

3. 对绿脓杆菌有抗菌作用的氨基糖苷类药物是
   A. 卡那霉素
   B. 链霉素
   C. 阿米卡星
   D. 庆大霉素
   E. 妥布霉素

4. 庆大霉素的作用特点
   A. 抗菌谱广，对革兰氏阳性和革兰氏阴性菌均有效
   B. 治疗肠道感染
   C. 与羧苄西林合用治疗绿脓杆菌感染
   D. 易产生耐药性
   E. 对耐药青霉素 G 的金黄色葡萄球菌感染有效

5. 氨基糖苷的抗菌机制是
   A. 与核糖体 30S 亚基结合
   B. 与核糖体 50S 亚基结合
   C. 与核糖体 70S 亚基结合
   D. 抑制转肽酶
   E. 抑制肽酰基移位酶

6. 使用氨基糖苷类抗生素无效的细菌是
   A. 绿脓杆菌

B. 肠球菌 　　　　　　　　　　D. 变形杆菌

C. 厌氧菌 　　　　　　　　　　E. 结核分枝杆菌

二、问答题

1. 氨基糖苷类的杀菌机制是什么？

2. 氨基糖苷类的主要不良反应有哪些？

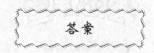

答案

一、选择题

A 型题：

1. A 　　2. B

X 型题：

1. ACD 　　2. ABDE 　　3. CDE 　　4. ABCE 　　5. AC 　　6. BC

二、问答题

（略）

（张永鹤）

第四十二章　四环素及氯霉素类

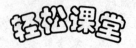

一、四环素类

【药理作用和耐药机制】

1. 药理作用

抑制蛋白质合成系统：与细菌核糖体 30S 亚基结合防止与氨酰 tRNA 结合。高浓度时抑制真核生物蛋白质的合成。

两套转运系统（一快一慢）负责药物的摄取。很少药物会在哺乳细胞中由于缺少转运系统而积聚。虽然四环素类可以抑制哺乳细胞的蛋白质合成，但它们很少在这些细胞中积累到可以起抑制作用的浓度。

2. 耐药机制

药物"运出"系统障碍导致药物在细菌中的积累能力降低而产生了耐药性。主要是质粒携带耐药基因，但染色体也可以携带。

对一种四环素耐药一般意味着对所有同源化合物都耐药。

【结构特征】

萘氨甲酰的四环素环衍生物；不同同源物的亲水性不同。

【一般药代学特性】

1. 胃肠道吸收充分，而胃内容物可影响其吸收，特别是牛奶和抗酸药（其中镁离子、钙离子和铝离子与四环素络合形成复合物）。米诺环素（Minocycline）和多西环素（Doxycycline）是高亲脂性的，因此更容易被细菌吸收和转运。也可以胃肠外给药。

2. 在全身体液中分布，在脑脊液中可达到治疗浓度。

3. 通过肾（过滤）和胆道途径消除；半衰期大约为 6～16h（肾衰竭患者延长）。多西环素几乎全部由粪便排泄，因而对肾功能损伤患者来说是最安全的四环素。可充分代谢（除米诺环素）；在肝中积累并分泌到胆汁中，导致肝肠循环。

【不良反应】

胃肠道不适，包括恶心、呕吐，腹泻。

高浓度时可能会发生肝损伤，特别是孕妇；多西环素和四环素的肝毒性最低。

光毒性：当暴露在强光下（紫外线），常会出现皮肤反应，特别是地美环素。

可与骨钙形成化合物，接受四环素治疗的儿童（6 月龄～5 岁）可能会出现牙齿褪色。还会导致新生儿骨发育延迟。

由于改变了肠道细菌平衡，可发生由耐药的葡萄球菌和梭菌属引发的二重感染；可能会威胁生命（特别是免疫功能受损者）。

【抗菌谱】

对革兰氏阴性和革兰氏阳性细菌都有效，但由于越来越多的耐药性和研发出更安全的药物，其使用正在减少。

主要用于立克次体感染，包括落基山斑疹热、斑疹伤寒和 Q 热；用于衣原体和支原体感染，还局部用于治疗普通痤疮炎症。

二、氯霉素

【药理作用和耐药机制】

1. 药理作用

与核糖体 50S 亚基结合，阻止肽键的形成。

高浓度时抑制真核蛋白质的合成；线粒体蛋白质的合成也受影响。

2. 耐药性的发生

一般由于产生了乙酰转移酶，乙酰转移酶可灭活药物，是结合反应时通过 R 因子传递的。

【结构特征】

硝基苯部分带一个二氯乙酸衍生物。

【一般特性】

胃肠道吸收好，也可静脉给药。

在全身体液中分布，在脑脊液中可达到治疗浓度。

在肝中由葡糖醛酸基转移酶代谢，未代谢的药物则由肾小球过滤清除；络合物由肾小管分泌清除。

半衰期大约为 1.5～3.5h（肝肾功能损害患者可能会延长）。

【不良反应】

骨髓抑制（全血细胞减少，pancytopenia）可能会导致不可逆的再生障碍性贫血。发生率低（1∶30 000）但致死率高，与剂量相关。

网织红细胞减少，可能是由线粒体蛋白合成抑制产生的。

灰婴综合征，给予新生儿大剂量氯霉素后会发生——高致死率（40%）。

超敏反应。

【抗菌谱】

大部分革兰氏阴性细菌，很多厌氧菌、梭菌属、衣原体、支原体和立克次体都对该药敏感。

由于潜在的严重（致死）的副作用，此药只限用于其他药物无法治愈的感染，包括治疗伤寒（尽管耐药问题越来越多），对青霉素以及新型环孢菌素类过敏的流感嗜血杆菌引起的脑膜炎和一些由耐青霉素菌株引起的感染。

还可与青霉素联合用于治疗某些脑部厌氧菌感染（特别是脆弱类杆菌）。

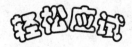

一、选择题

【A 型题】

1. 引起幼儿牙釉质发育不全的是

A. 红霉素

B. 青霉素

C. 林可霉素

D. 多西环素

E. 四环素

2. 支原体肺炎的首选药物是

   A. 氯霉素

   B. 多黏菌素

   C. 链环素

   D. 四环素

   E. 环丙沙星

3. 四环素类抗菌作用的机制是

   A. 抑制细菌核糖体 30S 亚基，抑制细菌生长

   B. 抑制细菌核糖体 70S 亚基

   C. 抑制细菌脱氧核糖核酸促旋酶，阻断脱氧核糖核酸复制，起杀菌作用

   D. 抑制细菌细胞壁的合成

   E. 改变细胞膜的通透性

【X 型题】

1. 四环素的不良反应有

   A. 二重感染

   B. 过敏反应

C. 影响骨骼及牙齿的发育

D. 骨髓抑制

E. 肝损伤

2. 多西环素的作用特点是

   A. 抗菌作用强于四环素、土霉素

   B. 口服多价金属离子会影响吸收

   C. 有肝肠循环

   D. 遇光不稳定，易溶于水

   E. 有骨髓抑制作用

3. 氯霉素可治疗的感染有

   A. 伤寒

   B. 副伤寒

   C. 肺炎

   D. 淋球菌

   E. 流脑

4. 氯霉素的主要不良反应有

   A. 过敏反应

   B. 耳毒性

   C. 骨髓抑制

   D. 灰婴综合征

   E. 二重感染

二、问答题

四环素类及氯霉素的作用机制和不良反应各是什么？

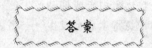

答案

一、选择题

A 型题：

1. E   2. D   3. A

X 型题：

1. ACE   2. ABC   3. AB   4. CDE

二、问答题

（略）

（张永鹤）

第四十三章 人工合成抗菌药

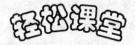

一、磺胺类药物

【药理作用及耐药机制】

与氨基苯甲酸（PABA，叶酸合成原料之一）化学结构类似，竞争二氢叶酸合成酶，抑制二氢叶酸的合成（二氢叶酸参与叶酸的合成），从而抑制叶酸合成。不影响可利用叶酸前体物质的细菌和哺乳动物细胞（需要叶酸前体物质）。耐药性的产生常由于酶数量或亲和力的改变导致在药物存在的前提下具有合成叶酸的能力。

【结构特征】

对氨基苯甲酸的类似物——对氨基是必需的活性基团。

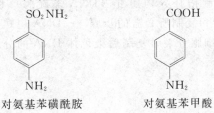

对氨基苯磺酰胺　　　　　　对氨基苯甲酸

【一般药代学特性】

胃肠道吸收好；可通过血脑屏障。

在肝中的代谢程度各异，通常是对氨基基团的乙酰化；乙酰化的衍生物没有活性，也可发生糖脂化。

通过肾消除，主要是通过过滤；半衰期范围从 4h～7h（肾衰竭患者延长）。

乙酰化的衍生物在酸性尿液中溶解性差。联合使用不同溶解性的磺胺类药物可以克服这一问题。

与血浆蛋白结合率高。

【不良反应】

大约 3％的口服药物者发生了超敏反应（红疹、发热，嗜酸粒细胞增多）。除了眼药水和用于烧伤的特殊制剂，不主张局部用药，因为局部超敏反应的发生率很高。

很少发生 Stevens-Johnson 综合征；这是一种罕见但致死型多形红斑，伴有皮肤和黏膜损伤。

偶发光过敏和"血清病"反应。

葡萄糖-6-磷酸脱氢酶缺乏患者更容易发生副作用（主要表现为溶血性贫血，粒细胞缺乏症和血小板减少症罕见）。

新生儿发生胆红素血症。

【抗菌谱】

抑制革兰氏阴性和革兰氏阳性细菌、放线菌属、衣原体、弓形体属和疟原虫。

1. 短效药物——磺胺异噁唑和磺胺嘧啶

磺胺异噁唑主要用于治疗泌尿系统感染。由于磺胺嘧啶在脑脊液的浓度相对较高，因此是磺胺类药物中最好的治疗脑膜炎的药物。另外，因为磺胺嘧啶在尿中容易结晶而相对溶解性较低，所以用时应小心并持续水化。

2. 中效药物——磺胺甲噁唑（半衰期大约为12h）

此磺胺类药物与甲氧苄啶的半衰期类似，甲氧苄啶是细菌二氢叶酸还原酶的抑制剂，二氢叶酸还原酶参与二氢叶酸转化为四氢叶酸。由于磺胺甲噁唑与甲氧苄啶抑制同一代谢途径中的两种作用不相关的酶，因此两种药物具有协同作用。可用于慢性和再发性泌尿系统感染、细菌性前列腺炎、胃肠道感染（特别是志贺氏菌）和旅游者腹泻。高浓度两药联合时对卡氏肺囊虫有效。可发生耐药性，主要由于通透性降低导致。

3. 长效磺胺类药物——磺胺多辛

该药物与乙胺嘧啶（寄生虫的二氢叶酸还原酶抑制剂）联合上市，用于治疗耐氯喹的恶性疟原虫（疟疾）。

二、喹喏酮类药物

喹喏酮类药物基本化学结构是4-喹喏酮母核，包括萘啶酸以及氟化衍生物氟喹喏酮类药物。

【作用机制】

氟喹诺酮类药物通过抑制拓扑异构酶Ⅱ（DNA 螺旋酶）和拓扑异构酶Ⅳ，干扰细菌 DNA 合成，可阻止正常转录和复制所必需的步骤——DNA 超螺旋的解开。氟喹诺酮类药物通过抑制拓扑异构酶Ⅳ干扰细胞分裂时复制后染色体 DNA 的分开。对于敏感细菌发挥杀菌作用。

【耐药机制】

细菌 DNA 螺旋酶突变。

细菌外膜通透性改变。

细菌主动将药物泵出体外。

【结构特征】

见下图。

萘啶酸

【一般特性】

1. 包括诺氟沙星、环丙沙星、氧氟沙星、左氧氟沙星、洛美沙星和司巴沙星等。所有药物均有较好的口服生物利用度，并能穿透大部分身体组织。然而，诺氟沙星在大多数全身感染中均达不到足够的浓度。

2. 多数氟喹诺酮类的药物均通过肾小管主动分泌作用从肾排出。肾衰竭时应降低剂量。莫西沙星、司巴沙星和曲伐沙星部分从肝代谢，还会分泌至胆汁。氟喹诺酮类的半衰期在10～20h。

【不良反应】

胃肠道不适——最常见；

皮疹、头痛、眩晕、失眠、肝功能异常、光毒性和腱鞘炎；

发生白色念珠菌和链球菌的二重感染；

导致发育期动物软骨病变，故而不推荐儿童或妊娠妇女使用。

氟喹诺酮能增加血浆中茶碱和其他甲基黄嘌呤的水平，从而增加这些药物的毒性。

司巴沙星会延长心电图 QT 间期，有发生心律失常的风险，还与光敏性反应有关。

曲伐沙星有潜在肝毒性。

【抗菌谱】

1. 诺氟沙星对于革兰氏阳性和阴性细菌的作用最弱；

2. 环丙沙星、氧氟沙星、左氧氟沙星、洛美沙星对于革兰氏阴性菌作用强；对于革兰氏阳性菌作用呈中等强度。

3. 司巴沙星对于革兰氏阳性菌、阴性菌作用均强。

4. 曲伐沙星对于革兰氏阴性菌作用强，并且对于革兰氏阳性菌的杀菌作用最强。敏感菌包括厌氧菌、军团菌、支原体、衣原体。

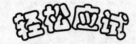

一、选择题

【A 型题】

1. 关于喹诺酮类药物的抗菌机制，正确的一项是
   A. 抑制脱氧核糖核酸螺旋酶
   B. 抑制细胞壁
   C. 抑制蛋白质的合成
   D. 影响叶酸代谢
   E. 影响 RNA 的合成

2. 磺胺类药物的作用机制是
   A. 抑制二氢叶酸合成酶
   B. 抑制二氢叶酸还原酶
   C. 抑制脱氧核糖核酸促旋酶
   D. 抑制四氢叶酸还原酶
   E. 抑制四氢叶酸合成酶

【X 型题】

1. 治疗尿路感染的药物有
   A. 环丙沙星
   B. 氧氟沙星
   C. 洛美沙星
   D. 呋喃妥因
   E. 呋喃唑酮

2. 对喹诺酮敏感的细菌有
   A. 大肠杆菌
   B. 痢疾杆菌
   C. 伤寒杆菌
   D. 产气杆菌
   E. 流感杆菌

3. 喹诺酮的不良反应有
   A. 过敏反应
   B. 光敏反应
   C. 耳毒性
   D. 中枢神经系统毒性
   E. 骨髓抑制

4. 对磺胺类敏感菌有
   A. 立克次体
   B. 肺炎链球菌
   C. 流感杆菌
   D. 放线菌
   E. 大肠杆菌

5. 硝基呋喃的特点

A. 抗菌谱广

B. 适用于全身感染的治疗

C. 用于泌尿系统感染

D. 对绿脓杆菌有效

E. 可引起周围神经炎

6. 呋喃唑酮的特点是

A. 口服吸收少

B. 肠内浓度高

C. 有交叉耐受性

D. 过敏反应

E. 肝损伤

7. 第三代喹诺酮药有哪些

A. 吡哌酸

B. 依诺沙星

C. 环丙沙星

D. 洛美沙星

E. 培氟沙星

二、简答题

1. 简述氟喹诺酮类药物的临床应用。

2. 简述磺胺类药物的不良反应。

答案

一、选择题

A 型题：

1. A   2. A

X 型题：

1. ABCD   2. ABCDE   3. ABD   4. BCDE   5. ACE   6. AB

9. BCDE

二、问答题

（略）

（张永鹤）

第四十四章 抗病毒药和抗真菌药

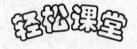

第一节 抗病毒药

一、抗 HIV 药物

（一）齐多夫定

【药理作用】

在受病毒感染的细胞内被细胞胸苷激酶磷酸化为三磷酸齐多夫定，后者能选择性抑制 HIV 逆转酶，导致 HIV 链合成终止从而阻止 HIV 复制。

【临床应用】

治疗 AIDS 的首选药；可治疗 HIV 诱发的痴呆和血栓性血小板减少症。

【不良反应】

骨髓抑制、贫血、中性粒细胞减少；胃肠不适；骨骼肌和心肌毒性。

（二）扎西他滨

【药理作用】

为核苷类逆转录酶抑制剂，抑制 HIV 病毒逆转录酶，进而抑制 HIV 复制。

【临床应用】

适用于 AIDS 和 AIDS 相关综合征，也可与齐多夫定合用治疗临床状态恶化的 AIDS 患者。

【不良反应】

剂量依赖性外周神经炎、可引起胰腺炎

二、抗疱疹病毒药

（一）阿昔洛韦

【药理作用】

抗 Ⅰ 型、Ⅱ 型单纯疱疹病毒（HSV）、水痘—带状疱疹病毒、EB 病毒等其他疱疹病毒。

【临床应用】

是治疗 HSV 感染首选药；局部应用治疗疱疹性角膜炎、单纯疱疹和带状疱疹；口服或静脉滴注可治疗单纯疱疹脑炎、生殖器疱疹、免疫缺陷患者单纯疱疹感染等。

胃肠道功能紊乱、头痛、斑疹；静脉输液可引起静脉炎、可逆性肾功能紊乱以及神经毒性等。

（二）碘苷

【药理作用】

抗 DNA 病毒，也可抗疱疹病毒。

【临床应用】

治疗浅层上皮角膜炎、单纯疱疹病毒性角膜炎、生殖器单纯疱疹病毒感染、静脉注射仅用于致命性单纯疱疹性脑炎。

【不良反应】

局部外用引起疼痛，长期用药可影响角膜正常代谢、全身用药可引起脱发、骨髓抑制及肝毒性。

三、抗流感病毒药

（一）金刚烷胺

【药理作用】

特异性抑制甲型流行性感冒病毒。

【临床应用】

适用于预防和治疗病程早期甲型流感。

【不良反应】

恶心、厌食、头晕等，孕妇慎服。

（二）利巴韦林

【药理作用】

对大多数 DNA 和 RNA 病毒有抑制作用。

【临床应用】

对流感、疱疹、麻疹、腺病毒肺炎、甲型肝炎、流行性出血热等都有防治作用。

【不良反应】

大剂量对造血系统产生毒性：溶血性贫血、白细胞减低、肝功能异常等，有致畸、致突变作用。

四、抗肝炎病毒药物

干扰素

【药理作用】

广谱抗病毒和免疫调节。不直接杀伤或抑制病毒，而主要是通过细胞表面受体作用使细胞产生抗病毒蛋白，从而抑制乙肝病毒的复制。

【临床应用】

慢性病毒性肝炎，与糖皮质激素、阿昔洛韦合用。疱疹病毒性角膜炎、发生于肾移植患者的巨细胞病毒感染等。

【不良反应】

常见为头痛、发热，乏力、肌肉痛，少见有白细胞、血小板减少，肝功能异常，大剂量时可出现共济失调。

第二节 抗真菌药

一、抗生素类抗真菌药

（一）两性霉素 B

【药理作用】

为广谱抗真菌药；对新生隐球菌、白色念珠菌、芽生菌、荚膜组织胞浆菌等均有抑菌作用。

【临床应用】

静脉滴注用于治疗深部真菌感染，口服仅用于肠道真菌感染，局部应用治疗皮肤、指甲及黏膜等浅表部真菌感染。

【不良反应】

常见寒战、发热、恶心、呕吐、贫血，低血压、低血钾、血栓性静脉炎、肝肾功能损害等；可提前给予解热镇痛抗炎药、抗组胺药及糖皮质激素以减少不良反应发生。

（二）灰黄霉素

【药理作用】

杀灭或抑制各种皮肤癣菌。

【临床应用】

主要用于各种皮肤癣菌的治疗，对头癣疗效较好。

【不良反应】

常见头痛、头晕、恶心、呕吐等反应，产生粒细胞减少等血液系统副作用。

二、唑类抗真菌药

（一）酮康唑

【药理作用】

口服广谱抗真菌药。

【临床应用】

口服治疗深部、皮下及浅表部真菌感染。

【不良反应】

特殊不良反应：内分泌异常，表现为男性乳房发育。

（二）咪康唑

【药理作用】

广谱抗真菌药。可抑制真菌细胞膜的固醇合成，影响细胞膜通透性，抑制真菌生长。

【临床应用】

治疗阴道、皮肤或指甲的真菌感染。

【不良反应】

皮疹、发红、水疱，烧灼感以及其他皮肤刺激症状。

三、丙烯胺类抗真菌药

特比萘芬

【药理作用】

对曲霉菌、镰孢和其他丝状真菌具有良好抗菌活性。

【临床应用】

可外用或口服治疗甲癣和其他一些浅表部真菌感染。

【不良反应】

不良反应轻微，常见胃肠道反应。

四、嘧啶类抗真菌药

氟胞嘧啶

【药理作用】

抑制隐球菌、念珠菌和着色霉菌。

【临床应用】

主要用于敏感菌造成的感染。

【不良反应】

恶心、呕吐；粒细胞减少、血小板减少；尿素氮升高。因此使用中应注意监测血常规和肝肾功能。

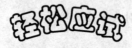

一、选择题

【A 型题】

1. 对甲癣必须口服才有效的药是
   A. 氟康唑
   B. 两性霉素 B
   C. 克霉唑
   D. 灰黄霉素
   E. 万古霉素

2. 两性霉素 B 的抗真菌作用特点是
   A. 广谱抗真菌药，对阴道滴虫也有效，因毒性较大，主要供外用
   B. 为深部真菌感染的首选药
   C. 抗浅表真菌药，外用有效

   D. 抗浅表真菌药，治疗头癣效果最佳，口服有效
   E. 广谱抗真菌药，用于念珠菌引起的严重侵袭性感染

3. 碘苷主要用于
   A. 治疗结核病
   B. 抗疟疾
   C. 抗 DNA 病毒感染
   D. 治疗白色念珠菌感染
   E. 治疗革兰氏阳性菌感染

4. 仅对浅表真菌感染有效的抗真菌药是
   A. 制霉菌素
   B. 灰黄霉素

C. 两性霉素 B

D. 克霉唑

E. 酮康唑

5. 对浅表和深部真菌感染都有较好疗效的药
物是

A. 酮康唑

B. 灰黄霉素

C. 两性霉素 B

D. 制霉菌素

E. 伏立康唑

二、问答题

1. 试述灰黄霉素、两性霉素 B、氟胞嘧啶的抗菌作用机制。
2. 简述常用抗病毒药的主要临床应用。

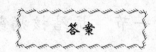

答案

一、选择题

A 型题：

1. D　　2. A　　3. C　　4. B　　5. A

二、问答题

（略）

（雷天落）

第四十五章　抗结核病药及抗麻风病药

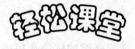

第一节　抗结核病药

一、分类

1. 抗结核药按作用机制的不同可分为：
阻碍细菌细胞壁合成的药物
干扰结核分枝杆菌代谢的药物
抑制 RNA 合成的药物
抑制结核分枝杆菌蛋白合成的药物
多种作用机制共存或机制未明的药物
2. 抗结核病药按临床用药选择来分：
一线抗结核病药：疗效高、不良反应少、患者容易耐受的药物。
二线抗结核病药：用于对一线药产生耐药性的患者或用于与其他抗结核病药配伍使用的药物。

二、一线抗结核病药

（一）异烟肼

【药理作用】
抗结核分枝杆菌作用强大：①对静止期和繁殖期的细菌均有作用，能增加链霉素和异烟肼的抗菌活性；②可杀灭多种革兰氏阳性（G^+）和革兰氏阴性（G^-）球菌，对 G^- 杆菌也有抑制作用；③低浓度抑菌，高浓度杀菌；④可迅速产生耐药性，但耐药的细菌其毒力也减弱，无交叉耐药性。

【作用机制】
目前尚不清楚，可能机制：通过抑制分枝菌酸的生物合成，发挥抑菌作用。因为分枝菌酸是分枝杆菌细胞壁的重要组成成分。

【临床应用】
为治疗各型结核病的首选药。

【不良反应】
神经系统：常见反应为周围神经炎、表现为手脚麻木、肌肉震颤和步态不稳等。大剂量可出现头痛、头晕、异常兴奋和视神经炎。此作用是因为异烟肼的结构与维生素 B_6 相似，使得维生素 B_6 排泄增多而导致体内缺乏。因此使用异烟肼时应注意及时补充维生素 B_6。
肝毒性。
其他：可发生各种皮疹、发烧、胃肠道反应、粒细胞减少、血小板减少、溶血性贫血等，也可能产生脉管炎及关节炎综合征。

【药物相互作用】

为肝药酶抑制剂，可使双香豆素类抗凝血药、苯妥英钠及交感胺的代谢减慢；

饮酒、与利福平合用均可增加对肝的毒性作用；

与肾上腺皮质激素合用，血药浓度降低；与肼屈嗪合用毒性增加。

（二）利福平

【药理作用】

抗结核杆菌作用强大，对静止期和繁殖期的细菌均有作用，能增加链霉素和异烟肼的抗菌活性，还可杀灭多种 G^+ 和 G^- 球菌，对 G^- 杆菌也有抑制作用。低浓度抑菌，高浓度杀菌。可迅速产生耐药性，但耐药的细菌其毒力也减弱，无交叉耐药性。

【作用机制】

特异地与依赖于 DNA 的 RNA 多聚酶的 β 亚单位牢固结合，阻碍细菌 mRNA 的合成，防止该酶与 DNA 连接，从而阻断 RNA 转录过程。但对人和动物的 RNA 多聚酶无影响。

【临床应用】

与其他抗结核药合用治疗各型结核病。也可用于严重的胆道感染，麻风病和耐药金葡菌及其他敏感细菌所致的感染，局部用药可用于沙眼、急性结膜炎及病毒性角膜炎的治疗。

【药物相互作用】

利福平是肝药酶诱导剂，可加速自身以及许多药物的代谢。

【不良反应】

胃肠道反应

肝毒性

流感综合征

其他：皮疹、药热等，偶见疲乏、嗜睡、头晕和运动失调

轻松记忆

抗结核药物应用四大原则：

早期、联合、长期规律、适量。

（三）乙胺丁醇

【药理作用】

对结核分枝杆菌有抗菌作用，对抗异烟肼和抗链霉素的结核分枝杆菌也有效。

【临床应用】

治疗各型结核病，特别是经链霉素和异烟肼治疗无效的患者。

二、二线抗结核病药

（一）对氨基水杨酸钠

主要与异烟肼和链霉素联合使用，延缓耐药性产生，增加疗效，不宜与利福平合用，影响利福平的吸收。

（二）乙硫异烟肼

不良反应多且发生率高，仅用于一线抗结核药治疗无效的患者，并且需要联合使用其他抗结核药。孕妇和 12 岁以下儿童禁用。

（三）卷曲霉素

临床用于复治的结核患者，不良反应与链霉素相似，且与新霉素和卡那霉素有交叉耐药性。

三、新一代抗结核病药

司帕沙星

为第三代氟喹诺酮类的代表，抗菌谱广，对 G^+ 菌、G^- 菌、厌氧菌、支原体、衣原体、分枝杆菌均有较强的杀灭作用。

第二节 抗麻风病药

氨苯砜

【药理作用与临床应用】
治疗麻风病的首选药物，抗菌谱与磺胺类药相似，抗菌机制也可能与磺胺药相同。
【不良反应】
溶血性贫血和发绀。对肝有一定毒性，应定期检查肝功和血常规。治疗早期或药物增量过快可引起"砜综合征"，表现为发热、不适、剥脱性皮炎、黄疸伴肝坏死、淋巴结肿大、贫血等。
【禁忌证】
严重贫血、G-6-PD 缺乏、肝肾功能不良、过敏者及精神病患者禁用。

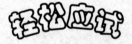

一、名词解释

砜综合征（sulfone syndrome）

二、选择题

【A 型题】

1. 异烟肼抗结核分枝杆菌的可能机制是
   A. 抑制细菌细胞壁的合成
   B. 影响细菌胞质膜的通透性
   C. 抑制细胞核酸代谢
   D. 抑制细菌分枝菌酸的合成
   E. 抑制 DNA 螺旋酶
2. 异烟肼致周围神经炎是由于缺乏
   A. 维生素 A
   B. 维生素 C
   C. 复合维生素 B
   D. 维生素 B_6
   E. 维生素 B_{12}
3. 利福平的抗结核分枝杆菌机制是抑制细菌

   A. 分枝菌酸的合成
   B. 依赖于 DNA 的 RNA 多聚酶
   C. DNA 促旋酶
   D. 叶酸的合成
   E. 蛋白质的合成
4. 关于抗结核药的叙述，下列哪项是正确的
   A. 利福平抗菌效力强于利福喷汀
   B. 利福定不适用于利福平治疗无效患者
   C. 对异烟肼耐药的结核菌，乙胺丁醇无效
   D. 利福平抗菌效力明显强于异烟肼
   E. 吡嗪酰胺在碱性环境中抗菌作用增强
5. 乙胺丁醇抗结核分枝杆菌的机制是
   A. 与二价金属离子如 Mg^{2+} 结合，干扰菌体 RNA 的合成
   B. 抑制细胞依赖于 DNA 的 RNA 多聚酶

C. 抑制细胞分枝菌酸的合成

D. 抑制二氢叶酸合成酶

E. 抑制细菌 DNA 促旋酶

6. 乙胺丁醇最重要的毒性反应是：

　　A. 肾损害

　　B. 肝损害

　　C. 周围神经炎

　　D. 视神经炎

　　E. 中毒性脑病

7. 利福平抗麻风杆菌的机制是抑制细菌

　　A. 叶酸的合成

　　B. 蛋白质的合成

　　C. DNA 促旋酶

　　D. 依赖于 DNA 的 RNA 多聚酶

　　E. 分枝菌酸的合成

8. 下列哪种药物既可用于治疗又可用于预防结核病

　　A. 异烟肼

　　B. 链霉素

　　C. 乙胺丁醇

D. 利福平

E. 水杨酸

9. 异烟肼与维生素 B_6 合用的目的是

　　A. 增加异烟肼的疗效

　　B. 减少异烟肼的代谢

　　C. 减少异烟肼的排泄

　　D. 防治异烟肼的不良反应

　　E. 延缓耐药性的产生

【B 型题】

1～4 题共用答案：

　　A. 周围神经炎和肝损害

　　B. 肝损害和致畸胎作用

　　C. 视神经炎和肝损害

　　D. 肝损害和关节痛

　　E. 肾功能损害

1. 吡嗪酰胺的不良反应是

2. 异烟肼的不良反应是

3. 乙胺丁醇的不良反应是

4. 利福平的不良反应是

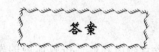

答案

一、名词解释

砜综合征：长时应用砜类药物如氨苯砜（dap-sone）等治疗麻风病时出现的一组综合征，表现为包括发热、剥脱性皮炎、肝炎、高铁血红蛋白血症、进行性贫血以及淋巴结病等在内的临床症候群。

二、选择题

A 型题：

1. D　　2. D　　3. B　　4. B　　5. A　　6. D　　7. D　　8. A　　9. D

B 型题：

1. D　　2. A　　3. C　　4. B

（雷天落）

第四十六章 抗寄生虫药

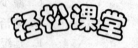

第一节 抗疟药

疟疾是由疟原虫引起的雌性按蚊叮咬传播的寄生虫性传染病。临床以间歇性寒战、高热、继之大汗后缓解为特点。抗疟药是防治疟疾的重要手段。

一、疟原虫的生活史和疟疾的发病机制：

1. 疟原虫的分类：

$\begin{cases}间日疟原虫：诱发间日疟 \\ 三日疟原虫：诱发三日疟 \\ 恶性疟原虫：诱发恶性疟 \\ 卵形疟原虫：诱发卵形疟\end{cases}$

2. 四种疟原虫的生活史：

基本相同，可分为在人体内的发育阶段和雌性按蚊体内的发育阶段（见图 46-1）。在人体内的发育有红细胞外期和红细胞内期。

$\begin{cases}红细胞外期：为潜伏期，也是远期复发的根源所在。 \\ 红细胞内期：发作期，裂殖子释出，发育成裂殖体，侵犯红细胞。\end{cases}$

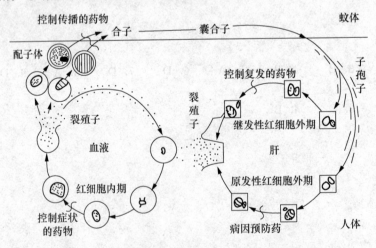

图 46-1 疟原虫生活史和各类抗疟药的作用部位

二、抗疟药的分类

1. 用于控制症状的药物　氯喹、奎宁、甲氟喹、青蒿素等，能杀灭红细胞内期裂殖体，发挥控制症状发作和预防性抑制症状发作。
2. 用于控制远期复发和传播的药物　伯氨喹，可杀灭肝中的休眠子，控制疟疾的远期复发，能杀灭各种疟原虫的配子体，控制疟疾传播。
3. 用于病因预防的药物　乙胺嘧啶，杀灭红细胞外期的子孢子，发挥病因性预防作用。

三、常见的抗疟药

（一）氯喹

【药理作用与临床用途】

1. 抗疟作用　主要作用于红细胞内期裂殖体，快、强、持久，是控制疟疾症状的首选药物。机制是形成 DNA-氯喹复合物，干扰疟原虫核酸代谢，阻碍疟原虫分解利用血红蛋白，导致养料缺乏。
2. 抗肠外阿米巴病作用　对阿米巴痢疾无效。
3. 免疫抑制作用　治疗自身免疫性疾病。

【不良反应】

长期大量应用：角膜浸润→视物模糊、视力障碍。
　　　　　　　　窦房结浸润→阿斯综合征。
过敏反应：皮疹，粒细胞减少。

（二）奎宁

【药理作用】

对各种疟原虫的红细胞内期裂殖体有杀灭作用，但毒性大。用于治疗脑型疟疾、耐氯喹恶性疟疾。

【不良反应】

抑制中枢神经系统和心肌，兴奋子宫；金鸡纳反应、特异质反应。

（三）青蒿素

【药理作用】

对各种疟原虫红细胞内期裂殖体有快速杀灭作用。对红细胞外期疟原虫无效。

【临床应用】

主要用于治疗耐氯喹或多药耐药的恶性疟，对脑性疟的抢救较好。

（四）伯氨喹

【药理作用与临床应用】

对间日疟和卵形疟患者肝中的休眠子有较强的杀灭作用，是防止疟疾远期复发的主要药物。能杀灭各种疟原虫的配子体，阻止疟疾传播。与红细胞内期抗疟药合用，可以根治良性疟。

【不良反应】

可引起依赖性胃肠道反应。大剂量，可致高铁血红蛋白血症伴有发绀，缺乏葡萄糖-6-磷酸脱氢酶的患者可发生急性溶血。

（五）乙胺嘧啶

【药理作用机制】
1. 抑制二氢叶酸还原酶，由于能抑制原发性红外期，故可起到针对病因的预防作用；
2. 可以杀灭红内期未成熟裂殖体，故可预防症状发作，而对已成熟裂殖体无效；
3. 能够阻止疟原虫在蚊体内的有性生殖，从而控制疾病传播。

【不良反应与注意事项】
1. 长期大量应用可引起巨幼红细胞贫血　宜补充四氢叶酸，但补叶酸无效；
2. 误服中毒　服用大剂量可引起恶心、呕吐、发热、惊厥或死亡。

第二节　抗阿米巴病药及抗滴虫病药

一、抗阿米巴病药

（一）致病性

阿米巴原虫在人体内有两种形态：包囊和滋养体。滋养体在肠腔破坏肠壁，形成阿米巴肠炎和阿米巴痢疾等肠道内阿米巴病；随血液侵入肝、脑、肺等组织，形成阿米巴肝脓肿、脑脓肿和肺脓肿等肠外阿米巴病。

（二）药物分类

药物名称	治疗阿米巴病的类型
甲硝唑、替硝唑	肠内、肠外阿米巴病
卤化喹啉类、某些抗生素	肠内阿米巴病
依米丁、氯喹	肠外阿米巴病
二氯尼特	治疗包囊携带者

（三）代表药物

1. 甲硝唑

【药理作用与临床用途】
抗阿米巴作用：肠内、肠外阿米巴病首选药；
抗厌氧菌作用：厌氧性革兰氏阴性（G^-）杆菌、革兰氏阳性（G^+）厌氧芽孢杆菌、G^+厌氧球菌，防治腹腔、盆腔术后混合感染；
抗滴虫病：为特效药；
抗贾第鞭毛虫作用：最有效。

【不良反应】
粒细胞减少、抑制酒精代谢、致畸。

2. 二氯尼特

又名安特酰胺糠酸酯，能直接杀灭阿米巴原虫及包囊，是目前最有效的杀包囊药。对于无症状或仅有轻微症状的排包囊者，有良好疗效。对于急性阿米巴痢疾，用甲硝唑控制症状后，用二氯尼特可控制症状复发。

3. 依米丁（又名吐根碱）

【药理作用】

对组织内阿米巴滋养体有直接杀灭作用。

【临床应用】

治疗肝、肺、脑阿米巴脓肿，效果良好；能杀灭肠壁内滋养体，迅速控制急性阿米巴痢疾症状，但不能根治。

【不良反应】

毒性大，抑制心肌，胃肠道刺激，故应用受限。

4. 氯喹

口服后肝中浓度比血浆浓度高数百倍，而肠壁分布量少。能杀灭组织内阿米巴滋养体，用于甲硝唑无效的阿米巴肝脓肿、肺脓肿等，可与甲硝唑交替使用，防止耐药菌株的出现。

5. 其他

抗生素类抗阿米巴病药：巴龙霉素、红霉素、土霉素，对肠内阿米巴滋养体有杀灭作用。

二、抗滴虫药：

抗滴虫药用于治疗阴道毛滴虫所引起的阴道炎、尿道炎和前列腺炎。目前主要治疗药物为甲硝唑；但抗甲硝唑虫株正在增多，该情况下可用替硝唑、乙酰砷胺。

第三节　抗血吸虫病药

一、血吸虫病的病原学特点

致病血吸虫主要有日本、曼氏、湄公血吸虫。血吸虫病病程分急性期、慢性期和晚期。

二、主要抗血吸虫病药

吡喹酮

【药理作用与临床应用】

为广谱抗吸虫和抗绦虫药。

1. 抗血吸虫病

对各类血吸虫有效，对各期均有效。

机制：增加虫体内钙，致挛缩、"肝移"、死亡，损伤虫体皮层，造成空泡破裂、吞噬死亡。

特点：具有高效、速效、低毒、疗程短、用药方便、远期疗效好，无蓄积等优点，是抗血吸虫病的首选药。

2. 抗其他吸虫病

华支睾吸虫、肺吸虫、姜片虫。

3. 抗绦虫病

适用于各类绦虫。

【不良反应及禁忌证】

可有轻度腹部不适、腹痛、腹泻、头痛、眩晕、嗜睡等。服药期间应避免驾车和高空作业。

偶见发热、瘙痒、荨麻疹、关节痛、肌肉痛等，与虫体死亡后释放异体蛋白有关。

少数可出现心电图异常。

孕妇禁用。

第四节　抗肠蠕虫药

一、阿苯达唑

【药理作用】

影响虫体多种生化代谢途径：①与虫体微管蛋白结合，抑制微管聚集，从而抑制虫体摄取葡萄糖；②抑制虫体线粒体延胡索酸还原酶系统，减少 ATP 生成，干扰虫体生存及繁殖而致其死亡。

【临床应用】

用于多种线虫混合感染，也可用于治疗棘球蚴病（包虫病）与囊虫病，对肝片吸虫病及肺吸虫病也有良好疗效。

二、噻嘧啶

【药理作用】

广谱抗肠道寄生虫药，抑制虫体胆碱酯酶，使神经肌肉接头处乙酰胆碱堆积，神经肌肉兴奋性增强，肌张力增高，随后虫体痉挛性麻痹，不能附壁而被排出体外。

【临床应用】

对钩虫、绦虫、蛲虫、蛔虫等均有抑制作用。用于治疗单独或混合感染。

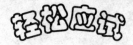

一、选择题

【A 型题】

1. 具有抗滴虫和抗阿米巴原虫作用的药物是
   A. 喹碘方
   B. 巴龙霉素
   C. 四环素
   D. 氯喹
   E. 奎宁
2. 只对肠外阿米巴有效的药物是
   A. 氯喹
   B. 喹碘方

C. 依米丁
D. 甲硝唑
E. 巴龙霉素

3. 根治良性疟最好选用
   A. 伯氨喹＋乙胺嘧啶
   B. 伯氨喹＋氯喹
   C. 氯喹＋乙胺嘧啶
   D. 青蒿素＋乙胺嘧啶
   E. 伯氨喹＋奎宁
4. 有关氯喹的正确叙述是
   A. 抗疟作用强、缓慢、持久

B. 对疟原虫的红内期有杀灭作用

C. 对疟原虫的原发性红外期有效

D. 对疟原虫的继发性红外期有效

E. 杀灭血中配子体

5. 无症状阿米巴痢疾可以选用

A. 甲硝唑

B. 喹碘方

C. 巴龙霉素

D. 依米丁

E. 氯喹

二、填空题

1. 控制疟疾症状发作宜选用_____；控制良性复发宜选用_____；疟疾病因性预防宜选用_____。

2. 青蒿素对疟原虫生活史中_____有杀灭作用，而对_____无效，主要用于_____。

3. 甲硝唑对阿米巴滋养体有直接杀灭作用，故可治疗_____和_____，但不适用于治疗_____。

答案

一、选择题

A型题：

1. D　　2. A　　3. B　　4. B　　5. B

二、填空题

1. 氯喹　伯氨喹　乙胺嘧啶

2. 红内期裂殖体　红外期　耐氯喹虫株感染

3. 急性阿米巴痢疾　肠外阿米巴病　排包囊者

（雷天落）

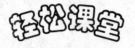

第一节 抗恶性肿瘤药的药理学基础

一、抗肿瘤药的分类及各类的代表药物

1. 根据药物化学结构和来源
   - 烷化剂：氮芥、环磷酰胺、噻替派、白消安、卡莫司汀等
   - 抗代谢药：甲氨蝶呤、氟尿嘧啶、羟基脲、阿糖胞苷等
   - 抗肿瘤抗生素：放线菌素、多柔比星、柔红霉素等
   - 抗肿瘤植物药：长春碱类、紫杉醇、三尖杉酯碱等
   - 激素类：糖皮质激素、雌激素、雄激素等
   - 其他类：顺铂、卡铂、维甲酸、三氧化二砷、门冬酰胺酶等

2. 根据抗肿瘤作用的生化机制
   - 干扰核酸生物合成的药物：抗代谢药
   - 直接影响 DNA 结构与功能的药物：烷化剂、抗肿瘤抗生素、拓扑酶抑制剂、铂类
   - 干扰转录过程和阻止 RNA 合成的药物：抗肿瘤抗生素
   - 干扰蛋白质合成与功能的药物：抗肿瘤植物药
   - 调节激素平衡：激素类
   - 分子靶向药物：单克隆抗体、单靶点及多靶点的抗肿瘤小分子化合物

3. 根据药物作用的周期或时相特异性
   - 细胞周期非特异性药物（CCNSA）
   - 细胞周期特异性药物（CCSA）

二、抗肿瘤药的药理作用机制

1. 细胞毒类药物
   - （1）细胞周期非特异性药物（CCNSA）：针对增殖周期各时相的细胞，抗肿瘤作用较强，抗肿瘤作用呈剂量依赖性，如烷化剂、抗肿瘤抗生素、铂类等
   - （2）细胞周期特异性药物（CCSA）：仅针对增殖周期 S 相或 M 期细胞，抗肿瘤作用较弱，抗肿瘤作用呈时间依赖性，如抗肿瘤植物药

2. 非细胞毒类药物　药物靶点为肿瘤发生机制相关的关键基因和调控分子，如分子靶向药物

三、抗肿瘤药的耐药机制

药物的转运或摄取障碍
药物的活化障碍
靶酶改变
药物入胞后产生新的代谢途径
分解酶的增加
修复机制增加
细胞排出的药物增多
DNA 链间或链内的交联减少

第二节 细胞毒类抗肿瘤药

一、影响核酸生物合成的药物

（一）甲氨蝶呤（MTX）：二氢叶酸还原酶抑制剂

【药理作用】竞争性抑制二氢叶酸还原酶，四氢叶酸合成受阻，DNA 合成障碍。
【临床应用】儿童急性白血病和绒毛膜上皮癌。
【不良反应】骨髓抑制，肝肾损伤。

（二）氟尿嘧啶（5-FU）：胸苷酸合成酶抑制剂

【药理作用】阻止脱氧尿苷酸（dUMP）变成脱氧胸苷酸（dTMP），使 DNA 合成受阻。
【临床应用】消化系统癌和乳腺癌。
【不良反应】骨髓和消化道毒性，脱发、皮肤色素沉着。

（三）巯嘌呤（6-MP）：嘌呤核苷酸互变抑制剂

【药理作用】在体内转变为硫化肌苷酸，竞争性抑制肌苷酸转变为腺苷酸和鸟苷酸，干扰嘌呤代谢。
【临床应用】急性淋巴细胞白血病及绒毛膜上皮癌。
【不良反应】骨髓抑制和消化道黏膜损害。

（四）羟基脲（HU）：核苷酸还原酶抑制剂

【药理作用】阻止胞苷酸还原为脱氧胞苷酸，从而抑制 DNA 合成，选择性作用 S 期。
【临床应用】黑色素瘤和慢性粒细胞白血病。
【不良反应】骨髓抑制和轻度消化道反应。

（五）阿糖胞苷（Ara-C）：DNA 多聚酶抑制剂

【药理作用】抑制 DNA 多聚酶的活性，阻止 DNA 合成，也可掺入 DNA，干扰复制。
【临床应用】急性粒细胞性或单核细胞白血病。
【不良反应】骨髓抑制和胃肠道反应，并影响肝功能。

二、影响 DNA 结构与功能的药物

（一）环磷酰胺

【药理作用】代谢产物磷酰胺氮芥与 DNA 发生烷化；烷化剂、CCNSA。
【临床应用】恶性淋巴瘤、多发性骨髓瘤、急性淋巴细胞白血病、儿童神经母细胞瘤等。
【不良反应】骨髓抑制、胃肠道反应、脱发，大剂量可引起出血性膀胱炎。

（二）噻替派

【药理作用】烷化剂、CCNSA；与细胞内 DNA 组成的碱基结合，抑制细胞分裂。
【临床应用】乳腺癌、卵巢癌、肝癌、黑色素瘤、膀胱癌等。
【不良反应】骨髓抑制。

（三）白消安

【药理作用】此药属甲烷磺酸酯类、CCNSA，体内解离后起烷化作用。
【临床应用】慢性粒细胞白血病。
【不良反应】骨髓抑制。

（四）顺铂、卡铂

【药理作用】破坏 DNA 的铂类配合物，属于 CCNSA。顺铂、卡铂中二价铂与 DNA 上的碱基鸟嘌呤、腺嘌呤和胞嘧啶形成交叉联结，破坏 DNA 的结构与功能。
【临床应用】顺铂主治非精原细胞性睾丸瘤，也可用于治疗头颈部鳞状细胞癌、卵巢癌、膀胱癌、前列腺癌、淋巴肉瘤及肺癌；卡铂主治小细胞肺癌、头颈部鳞状细胞癌、卵巢癌及睾丸肿瘤等。
【不良反应】顺铂可引起骨髓抑制、消化道反应、耳毒性及肾毒性；卡铂为第二代铂类抗肿瘤药，作用相似，消化道反应、肾及耳毒性比顺铂低。

（五）丝裂霉素

【药理作用】破坏 DNA 的抗生素类，属于 CCNSA；有烷化作用，能与 DNA 双链交叉联结，抑制 DNA 复制，也能使部分 DNA 断裂。
【临床应用】抗瘤谱广，包括宫颈癌，胃癌，胰腺癌，肺癌，白血病，淋巴瘤。
【不良反应】骨髓抑制和消化道反应。

（六）博来霉素

【药理作用】破坏 DNA 的抗生素类。作用于 G_2 期和 M 期，主要在腺嘌呤—胸腺嘧啶（A-T）配对处与 DNA 结合，引起 DNA 单链或双链断裂。
【临床应用】鳞状上皮癌。
【不良反应】肺毒性。

（七）喜树碱（CPT）

【药理作用】为拓扑异构酶抑制剂，属于 CCSA。干扰 DNA 拓扑异构酶 I，破坏 DNA 结构，并抑制 DNA 的合成，主要作用于 S 期，延缓 G_2 期向 M 期转变。

【临床应用】胃癌、绒毛膜上皮癌、恶性葡萄胎、急慢性粒细胞性白血病、大肠癌及肝癌。

【不良反应】骨髓抑制、胃肠道反应和尿路刺激等。

（八）鬼臼毒素类

【药理作用】拓扑异构酶抑制剂，抑制 DNA 拓扑酶Ⅱ，干扰 DNA 结构和功能，属于 CCNSA。

【临床应用】肺癌、睾丸肿瘤等。

【不良反应】骨髓抑制和消化道反应。

三、干扰转录过程和阻止 RNA 合成的药物：

（一）放线菌素

【药理作用】属于 CCNSA，能嵌入到 DNA 双螺旋链中相邻的鸟嘌呤和胞嘧啶（G-C）碱基对之间，与 DNA 结合成复合体，阻碍 RNA 多聚酶（转录酶）的功能，抑制 RNA 合成。

【临床应用】窄谱，肾母细胞瘤、横纹肌肉瘤、神经母细胞瘤、霍奇金病等。

【不良反应】骨髓抑制。

（二）多柔比星、柔红霉素

【药理作用】为蒽环类抗生素，属于 CCNSA，与 DNA 碱基对结合，破坏 DNA 模板功能，阻止转录。

【临床应用】急性淋巴细胞白血病、急性粒细胞白血病等。

【不良反应】心脏毒性、骨髓抑制和消化道反应等。

四、抑制蛋白质合成和功能的药物

（一）长春碱类［长春碱（VLB）和长春新碱（VCR）］

【药理作用】为微管蛋白活性抑制药，属于 CCSA；干扰纺锤丝微管蛋白的合成，使有丝分裂停止于 M 期。

【临床应用】VLB 用于急性白血病、恶性淋巴瘤及绒毛膜上皮癌；VCR 用于儿童急性淋巴细胞白血病。

【不良反应】骨髓抑制、神经毒性、消化道反应、脱发及注射局部刺激等。

（二）紫杉醇类

【药理作用】也是微管蛋白活性抑制药，属于 CCSA；能促进微管蛋白聚合并抑制其解聚，从而影响纺锤体的功能。

【临床应用】转移性卵巢癌和乳腺癌。

【不良反应】骨髓抑制、神经毒性、心脏毒性及过敏反应等。

（三）三尖杉生物碱类

【药理作用】是干扰核蛋白体功能的药物，属于 CCNSA；使核蛋白体分解，抑制蛋白质合成起始阶段，抑制有丝分裂。

【临床应用】急慢性粒细胞白血病、急性单核细胞白血病及恶性淋巴瘤。

【不良反应】骨髓抑制、消化道反应、脱发等。

（四）L-门冬酰胺酶

【药理作用】为影响氨基酸供应的药物。水解门冬酰胺，使肿瘤细胞缺乏门冬酰胺供应，抑制其生长。

【临床应用】急性淋巴细胞白血病。

【不良反应】消化道反应及过敏反应等。

第三节　非细胞毒类抗肿瘤药

一、调节体内激素平衡的药物

1. 雌激素类

   抑制下丘脑及垂体，减少促间质细胞激素分泌，从而雄激素分泌减少，尚可直接对抗雄激素。用于前列腺癌、绝经期乳腺癌等。

2. 雄激素类

   抑制垂体促卵泡激素分泌，减少雌激素产生，在肿瘤细胞对抗乳腺促进激素的促进作用。睾丸酮用于晚期乳腺癌。

3. 糖皮质激素类

   抑制淋巴组织，使淋巴细胞溶解，用于急性淋巴细胞白血病和恶性淋巴瘤。

4. 选择性雌激素受体调节药

   为合成雌激素竞争性拮抗剂，能阻滞雌激素对乳腺癌的促进作用，用于治疗乳腺癌；代表药有：他莫昔芬。

二、分子靶向药物

（一）单克隆抗体类

1. 作用于细胞膜分化相关抗原的单克隆抗体：

   利妥昔单抗：CD20 抗原的人鼠嵌合型单克隆抗体，可用于治疗非霍奇金淋巴瘤。

   阿仑珠单抗：靶向 CD52 抗原的人源化、非结合型抗体，可用于治疗慢性淋巴性白血病。

2. 作用于表皮生长因子受体的单克隆抗体：

   曲伐珠单抗：重组人单克隆抗体，选择性阻滞表皮生长因子受体 HER-2 介导的 PI3K 和 MAPK 通路；临床单用或与紫杉醇合用治疗 HER-2 高表达的转移性乳腺癌。

3. 作用于血管内皮细胞生长因子的单克隆抗体：

   贝伐珠单抗：重组人源化单克隆抗体，阻碍血管内皮生长因子 VEGF 同其受体的结合，抑制肿瘤血管生长；可用于转移性结直肠癌、晚期非小细胞肺癌、转移性肾癌和恶性胶质瘤的治疗。

（二）小分子化合物类

1. 单靶点的抗肿瘤小分子化合物：

   伊马替尼：蛋白酪氨酸激酶 Bcr-Abl 抑制剂，可用于治疗慢性粒细胞白血病。

   吉非替尼：ErbB1/EGFR 酪氨酸激酶抑制剂，可用于晚期或转移的非小细胞肺癌。

2. 多靶点抗肿瘤的小分子化合物：

   索拉非尼：血管内皮生长因子受体 VEGFR 1、2、3 的阻滞药，并抑制血小板衍生生长因子受体（PDGFR）、Raf、Flt3 和 c-Kit 信号转导，可用于治疗肝癌和肾癌。

第四节　细胞毒类抗肿瘤药存在的问题和应用原则

一、细胞毒类抗肿瘤药应用中存在的问题

$$
存在的问题
\begin{cases}
毒性反应
\begin{cases}
近期毒性
\begin{cases}
共有毒性反应 \\
特有毒性反应
\end{cases}
出现早，多发生于骨髓、消化道、毛囊 \\
远期毒性：出现晚，常于长期大量用药后发生
\end{cases} \\
耐药性
\begin{cases}
天然耐药性 \\
获得性耐药性：多药耐药性（MDR）
\end{cases}
\end{cases}
$$

二、细胞毒类抗肿瘤药的应用原则

$$
应用原则
\begin{cases}
细胞增殖动力学
\begin{cases}
招募作用：CCNSA 和 CCSA 序贯用，招募更多 G_0 期细胞进入增殖周期 \\
同步化作用：先用 CCSA，待作用消失后再用作用于后一时相的药物
\end{cases} \\
从药物作用机制考虑：联合用药 \\
从药物毒性考虑
\begin{cases}
减少毒性重叠 \\
降低药物的毒性
\end{cases} \\
从药物的抗瘤谱考虑：不同药物应用于不同类型的肿瘤
\end{cases}
$$

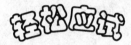

一、名词解释

1. 细胞周期非特异性药物
2. 细胞周期特异性药物
3. 招募作用
4. 同步化作用

二、选择题

【A 型题】

1. 甲氨蝶呤抗肿瘤作用的机制是
   A. 抑制 DNA 多聚酶
   B. 阻止 RNA 合成
   C. 抑制蛋白质合成
   D. 抑制拓扑异构酶
   E. 抑制二氢叶酸还原酶

2. 环磷酰胺在体内具有活性的代谢产物为
   A. 醛磷酰胺
   B. 氮芥
   C. 磷酸胺基
   D. 磷酰胺氮芥
   E. 4-羟环磷酰胺

3. 白消安（马利兰）治疗哪种疾病最有效
   A. 急性粒细胞性白血病
   B. 急性淋巴细胞性白血病
   C. 慢性粒细胞性白血病
   D. 慢性淋巴细胞性白血病
   E. 慢性粒细胞性白血病急性病变

4. 为了减轻甲氨蝶呤的骨髓毒性，可使用的救援剂为
   A. 叶酸
   B. 维生素 B_6
   C. 硫酸亚铁
   D. 维生素 C
   E. 亚叶酸钙

5. 紫杉醇类对于治疗那些肿瘤具有独特的疗效

A. 肺癌

B. 食管癌、肠癌

C. 淋巴瘤

D. 卵巢癌、乳腺癌

E. 脑瘤

【X型题】

1. 破坏 DNA 结构与功能的抗肿瘤药包括

    A. 长春碱类

    B. 紫杉醇类

    C. 顺铂

    D. 白消安

    E. 卡莫司汀

【B型题】

A. 甲氨蝶呤

B. 巯嘌呤

C. 氟尿嘧啶

D. 羟基脲

E. 阿糖胞苷

1. DNA 多聚酶抑制剂是

2. 核苷酸还原酶抑制剂是

3. 胸苷酸合成酶抑制剂是

2. 干扰转录过程和阻止 RNA 合成的抗肿瘤药包括

    A. 放线菌素

    B. 博来霉素

    C. 柔红霉素

    D. 丝裂霉素

    E. 多柔比星

三、问答题

1. 简述抗肿瘤药的主要分类，代表药物及药理机制。

2. 试述细胞毒类抗肿瘤药物的存在问题和应用原则。

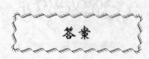

答案

一、名词解释

（略）

二、选择题

A型题：

1. E   2. D   3. C   4. E   5. D

B型题：

1. E   2. D   3. C

X型题：

1. CDE   2. ACE

三、问答题

（略）

（铁　璐）

第四十八章 影响免疫功能的药物

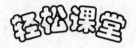

第一节 免疫抑制剂

一、环孢素（Cyclospoirin），又名：环孢素 A（Cyclospoirin A，CsA）

【药理作用】

为新型的 T 淋巴细胞调节剂，可特异性抑制辅助 T 细胞活性，抑制 T 淋巴细胞分泌 IL-2、γ-干扰素；也可抑制 B 淋巴细胞活性；抑制单核、吞噬细胞分泌 IL-1。

【临床应用】

用于预防同种异体器官或组织移植时的排斥反应，用于预防及治疗骨髓移植时发生的移植物抗宿主反应。常与糖皮质激素联合应用。

【不良反应】

可引起高血压、肾功能损害、肝功能损害、震颤、恶心、呕吐等；影响骨髓，使血清碱性磷酸酶升高。

二、他克莫司（Tacrolimus），又名：FK506

【药理作用】

他克莫司进入 T 细胞后与结合蛋白结合形成复合物，抑制淋巴因子（例如 IL-2，γ-干扰素）基因转录，产生强大的免疫抑制作用。

【临床应用】

用于抗移植物排斥反应；对自身免疫病有一定疗效。

三、肾上腺皮质激素（Adrenocortical hormones）

【药理作用】

超生理剂量可发挥抗炎、抗免疫等作用；对免疫反应的多个环节都有抑制作用。

【临床应用】

用于器官移植对抗排斥反应，治疗自身免疫疾病。

【不良反应】

大剂量可引起糖尿病、消化性溃疡和类库欣综合征，还可并发感染。

四、硫唑嘌呤（Azathioprine）

【药理作用】

在体内分解成 6-巯基嘌呤后拮抗嘌呤的作用，抑制 DNA 合成，抑制淋巴细胞增殖，产生免疫抑制作用。对 T 淋巴细胞抑制作用较强，较大剂量抑制抗体合成。

【临床应用】

用于抗移植物排斥反应和自身免疫病（如类风湿性关节炎和红斑狼疮等）。

五、环磷酰胺（Cyclophosphamide，CTX）

【体内过程】

口服易吸收，1h 血浓度达最高峰。在肝经微粒体混合功能氧化酶代谢为 4-羟基环磷酰胺或醛磷酰胺，进一步代谢为高度活性产物。

【药理作用】

本品为烃化剂，能破坏 DNA 结构和功能，抑制 RNA 和蛋白质合成，抑制细胞增殖分裂，产生免疫抑制作用。对淋巴细胞选择性作用较强，可杀伤 B、T 淋巴细胞，限制其转化为免疫母细胞，其中对 B 淋巴细胞作用显著。对迅速增殖的 T 细胞亚群也敏感，能杀伤骨髓中巨噬细胞的母细胞。

【临床应用】

用于抗移植物排斥反应与移植物抗宿主反应，也用于缓解多种自身免疫病。

六、抗淋巴细胞球蛋白（Antilymphocytic Globulin，ALG）

以人淋巴细胞免疫马、羊、兔等动物后，分离抗淋巴细胞血清（ALS），再提纯抗体 IgG，即为 ALG。

【药理作用】

ALG 选择性与 T 淋巴细胞结合，在血清补体参与下，使外周血淋巴细胞裂解，对 T 的抑制作用强于 B。

【临床应用】

用于组织器官排斥反应，特别是肾移植。但主要是对急性排斥有效，对体液免疫所致的超急性排斥反应无效。也可用于自身免疫性疾病。

第二节　免疫增强剂

一、卡介苗（Bacillus Calmette-Guerin Vaccine，BCG）

由减毒牛型结核分枝杆菌悬液制成的减毒活菌，为非特异性免疫增强剂。

【药理作用】

具有免疫佐剂作用，增强其他抗原的免疫原性，加速免疫应答的诱导，提高细胞免疫和体液免疫水平。能刺激多种免疫活性细胞（巨噬细胞、T 细胞、B 细胞和自然杀伤细胞等），从而增强人体非特异性免疫。

【临床应用】

预防结核病；肿瘤的辅助治疗。

二、干扰素（Interferon，IFN）

【药理作用】具有抗病毒、抗肿瘤和免疫调节作用。

【临床应用】对病毒性感冒、乙型肝炎等有预防作用；适用于肿瘤的治疗。

【不良反应】发热、疲乏、食欲下降、头晕、流感症状等。大剂量可致白细胞和血小板减少。

三、白细胞介素-2（Interleukin-2，IL-2），又称为 T 细胞生长因子。

【药理作用】

与反应细胞的 IL-2 受体结合后，可诱导 Th、Tc 细胞增殖；激活 B 细胞产生抗体；活化巨噬细胞活力；增强自然杀伤（NK）细胞、淋巴因子激活的杀伤（LAK）细胞杀伤能力；诱导干扰素产生。

【临床应用】

用于治疗肾细胞癌、恶性黑色素瘤、恶性淋巴瘤；与抗艾滋病药物合用治疗艾滋病。

【不良反应】

较常见。全身性不良反应如发热、恶心、呕吐、皮肤反应等。还有心肺反应、肾功能异常、血液系统及神经系统反应。

四、左旋咪唑（Levamisole）

【药理作用】

为口服有效的非特异性免疫调节剂，促进巨噬细胞吞噬功能，对体液免疫也有刺激作用，可调节抗体产生。促进有免疫缺陷或免疫抑制的宿主恢复免疫防御功能。

【临床应用】

使受抑制的 T 淋巴细胞和吞噬细胞功能恢复正常。临床上用于肺癌、乳腺癌手术后和急性白血病、恶性淋巴瘤化疗后的辅助治疗。也用于自身免疫性疾病治疗以及抗滴虫。

【不良反应】

偶有恶心、呕吐、腹痛等不适，少数可出现头痛、关节酸痛、发热、失眠、皮疹等，但停药后可自行缓解。个别病例可发生粒细胞、血小板减少及肝功能异常。

五、转移因子（Transfer factor，TF）

为免疫增强剂。能将供体细胞免疫力特异地转移给受体，用于原发性或继发性细胞免疫缺陷的补充治疗。用于病毒性或真菌性细胞内感染（如带状疱疹、流行性乙型脑炎等）、恶性肿瘤、自体免疫性疾病的辅助治疗。

六、胸腺素（Thymosin）

为动物胸腺激素之一。可诱导 T 细胞分化成熟，调节 T 细胞的多种功能，从而调节胸腺依赖性免疫应答反应。用于免疫缺陷性疾病（包括艾滋病）、恶性肿瘤、自身免疫性疾病和病毒感染。

轻松应试

一、名词解释

1. 免疫抑制药

2. 免疫增强药

二、选择题

【A 型题】

1. 环孢素的主要不良反应是
   A. 心律失常
   B. 胃肠反应
   C. 中枢症状
   D. 过敏反应
   E. 肝肾损害

2. 可抑制免疫过程多个环节的药物是
   A. 胸腺素
   B. 干扰素
   C. 环孢素
   D. 糖皮质激素类
   E. 左旋咪唑

3. 主要用于抑制异体器官移植排斥反应的药物是
   A. 胸腺素
   B. 干扰素
   C. 环孢素
   D. 糖皮质激素类
   E. 左旋咪唑

4. 具有抗肠虫作用的免疫增强药是
   A. 胸腺素

   B. 干扰素
   C. 环孢素
   D. 糖皮质激素类
   E. 左旋咪唑

5. 具有抗病毒作用的免疫增强药是
   A. 胸腺素
   B. 干扰素
   C. 环孢素
   D. 糖皮质激素类
   E. 左旋咪唑

6. 下列哪个药物不属于免疫增强剂
   A. 胸腺素
   B. 干扰素
   C. 环孢素
   D. 转移因子
   E. 左旋咪唑

7. 下列哪个药物不属于免疫抑制剂
   A. 卡介苗
   B. 硫唑嘌呤
   C. 强的松
   D. 他克莫司
   E. 环孢素

三、问答题

1. 试述影响免疫功能药的分类。
2. 他克莫司的作用机制及临床应用特点。
3. 抗淋巴细胞球蛋白的临床用途是什么?

答案

一、名词解释
（略）
二、选择题
A 型题：
1. E　　2. D　　3. C　　4. E　　5. B　　6. C　　7. A
三、问答题
（略）

（李卫东）